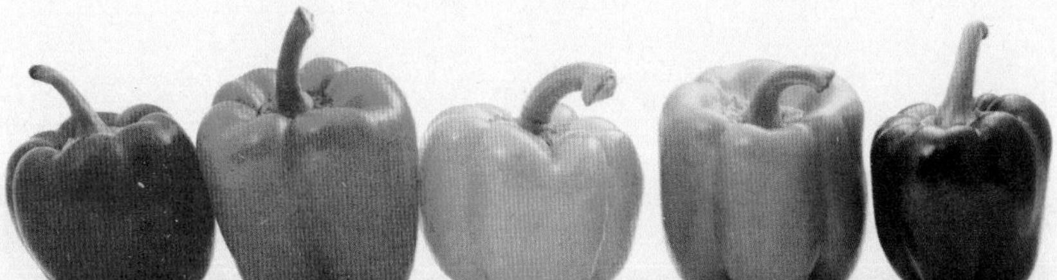

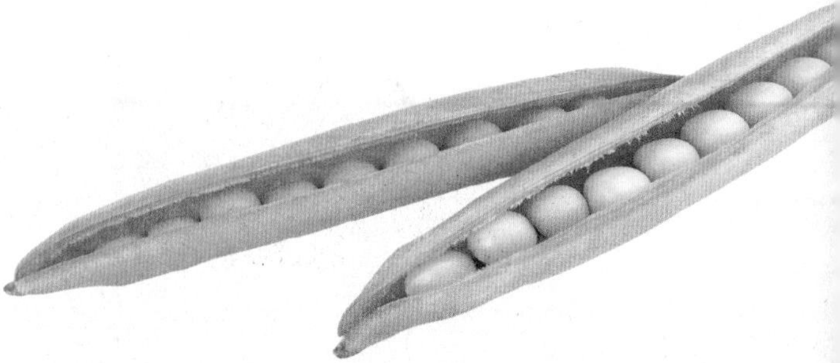

Healthy food

健康活到100歲，就該這樣吃

養沛編輯部策劃・編輯

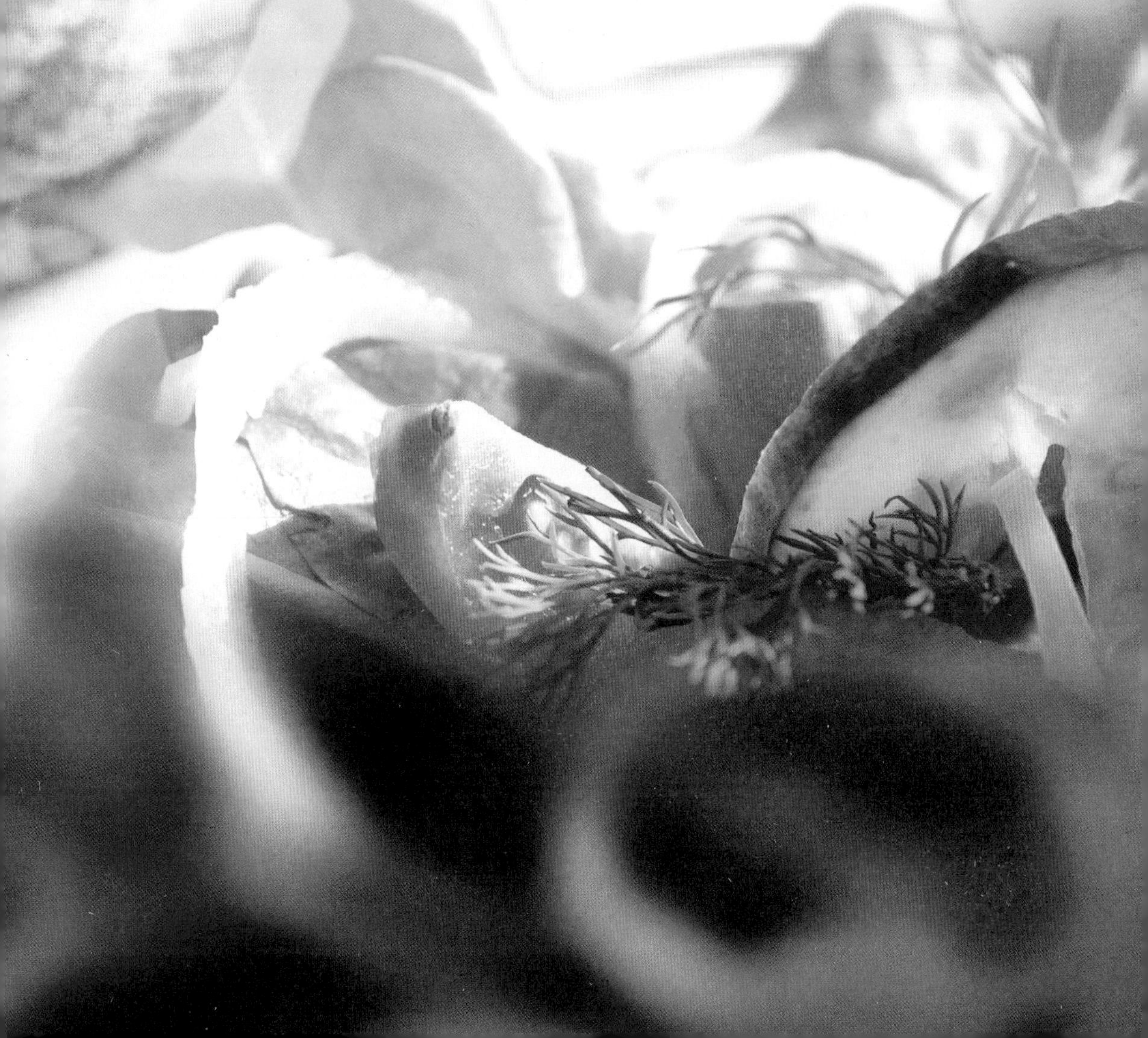

【前言】活到天年不是夢

世界上的長壽民族到底有哪些珍貴的長壽保養祕訣？活到天年難道只是夢想？長壽，自古以來即是人們努力追尋的夢想。有效控制老化的發生，目標性的延緩老化的到來，便成為現今許多人追求，也是諸多醫學人士與科學家致力努力的研究目標。

確實，隨著醫療科技的發達與進步，物質生活環境的改善，以及飲食品質與衛生的改良，現今人們確實有更好的條件，比以往的人們更能擁有長壽健康的人生！

然而，受到許多後天環境的人為因素，大多數人們卻過著不健康的生活方式。這包括不健康的飲食習慣、日夜顛倒的生活作息、缺乏均衡的營養攝取等等。飲食與人們的健康生活息息相關，食物不僅構成人體營養的基本需求，同時也負責平衡人體的生理狀態與心理狀態，更左右人體的新陳代謝，並司掌著循環與生命作用的各種生命力。

introduction
前言

偏食、外食、少食或暴食，都對於我們的健康不利，同時也是導致慢性病到來，扼殺壽命的致命殺手。

儘管文明病肆虐，癌症如同可怕的殺手，威脅著地球上的每一民族，然而我們卻也發現，這世界上也有許多人們過著健康且長壽的生活，且都能安心悠然的享有天年！

這些長壽民族莫不尊循著長壽飲食的法則，同時取法天然飲食養生的精華，日復一日的在生活中落實長壽生活的哲學。

本書將帶你探討老化發生的原因，並從大腦、身體、肌膚、心理四個面向，來追求整體長壽的目標，並分享各種抗老化的食療與養生保養原則，讀完本書你將發現，擁有長壽人生再也不是夢想！

向全世界的長壽達人取法，本書懷抱著這樣的心情，希望將長壽健康的終極關懷，分享傳遞給所有珍惜身體，守護健康的每一個朋友！

contents

附錄

Part 1

邁向長壽的人生目標

認識老化

人的壽命，指的是人體從出生、發育、成熟到老化，乃至到死亡前，人體在世間所生存的時間長度。從古至今，所有的人無不希望能活得健康，擁有如「南山」一般的生命。所以，自古便有許多醫界、方外之士等煉製仙丹，希望能研製出長生不老藥，冀望能追求得到長壽的永恆狀態。可以說，「長壽」自古以來便是人們不斷追尋的目標。

於是，有效控制老化的發生，目標性的延緩老化的到來，便成為現今許多人追求，也是諸多醫學人士與科學家努力的研究目標。

老化是存在於人體內部，一種緩慢卻主動、漸進破壞的過程。人類出生後，歷經生長、成熟與退化三個階段，而在發育與邁向成熟的過程中，其實也逐漸邁向了衰老。所以，人類從出生的那一刻開始，就面臨了老化的威脅。

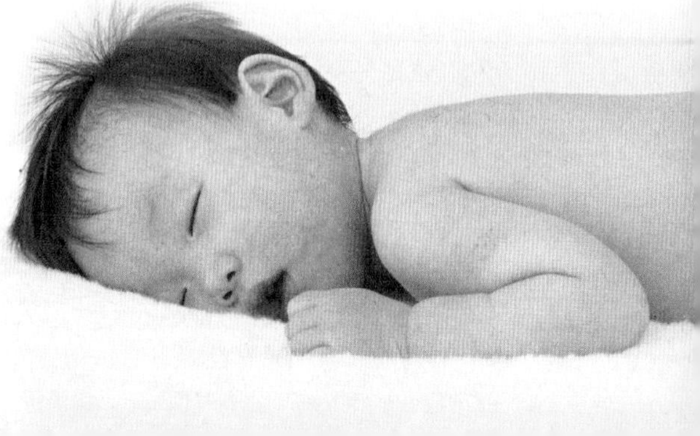

雖然人體每天都在面臨老化的危機，但真正人們認知的衰老或老化現象，是相對於年輕健康的狀態，具體發生在人體的退化期，生理年齡約在六十五歲以後。此階段，人體的器官、組織與細胞會發生退化性的改變，首先發生改變的是人體的外部狀態及身體各部位功能的退化。這些變化會導致生理機能的衰退，也因此，這階段的人們特別容易罹患各種疾病，醫學統計證實，約有百分之九十的成人疾病與人體的老化狀態有關。

如果人體生理功能的衰退狀態沒有保持平衡，且不慎遭受到病毒、外傷感染，便極易引發人體的病變，甚至威脅性命，統計也證實，約有百分之九十五的死亡率是由老化相關的疾病所引發。

具體的老化發生在何時呢？雖說人體從出生開始即面臨老化現象，但具體且明顯的老化現象，則多發生在六十五歲的老年階段。又，人體的老化表現在哪些方面呢？具體來說，人體的老化現象表現在「生理」與「心理」兩層面。同時，老化的表現是從整個人體的器官與外在肌膚的衰退來看，並不是從單一的面向來論定。

具體的衰老出現在生理結構的改變

我們可以從人體的外貌、聲音、舉止、動作等外在行為，掌握到一定程度的衰老訊息。當衰老發生在生理結構時，人體的內在組織器官與系統會發生一連串的改變或衰退，這些衰退、改變會直接影響人體的生命活動與生理功能。生理衰老的具體表現有：

- 皮膚的衰老：皮膚的皮脂腺功能減退，皮下脂肪減少，皮膚彈性減少，出現皺紋與下垂現象，同時出現各種褐色斑點，並出現白髮與脫髮現象。
- 視覺的衰老：視力衰退，水晶體的渾濁度增加，出現老花眼。

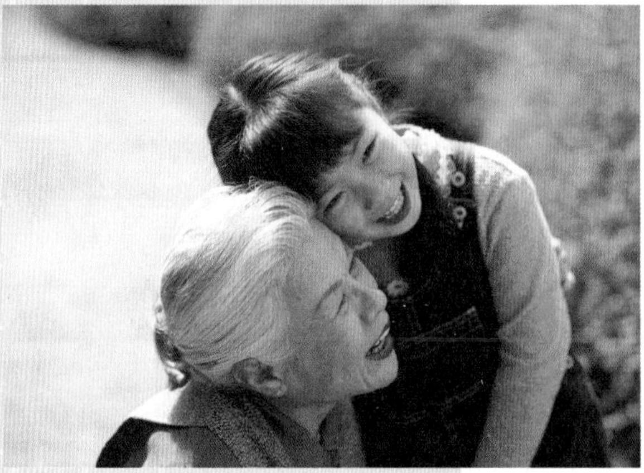

・牙齒的衰老：牙齒結構的支持力衰退。
・聽覺的衰老：聽力逐漸衰退。
・腦部的衰老：記憶力逐漸衰退減弱，反應力下降，敏捷程度變得遲緩。
・骨骼的衰老：骨質流失疏鬆，骨骼脆弱。
・胃腸的衰老：食欲能力減退，胃腸消化吸收能力減弱，胃腸黏膜分泌能力改變並降低。
・記憶力的衰老：無法記得熟人的名字，讀書看前忘後，經常記不起來隨手放置的東西，電話號碼要反覆看過幾遍才能記住。

漸進式心理老化

心理上的老化現象是漸進式的退化，比較不易被察覺，而且心理上的衰老現象不只發生在老年人身上，現今更多年輕族群也多有心理衰退的現象，這是值得注意的地方。具體表現有：

- 智能衰退：思維能力衰退，記憶力減弱。
- 焦慮不安：容易多疑、自卑、敏感，性格易變與情緒反覆無常，容易發生孤獨感。
- 反應能力下降：反應力遲緩，容易疲勞，不容易恢復活力。
- 態度消極低落：意志力低迷，缺乏興趣與毅力，心態被動消極，社會參與意願低落。

是什麼原因造成人體的老化？

衰老是不可避免的一種自然過程，而人體的衰老是由細胞開始發生的。細胞每分鐘都在進行分裂，所以人體從出生的那一刻開始，就不可避免地面臨了細胞分裂、衰老，直至死亡。

人體最長可以活多久？

從古到今，每個人都希望能追求得到長壽，而真正能享有活到天年的人數，卻是少之又少。

儘管人體終將面臨老化衰退的命運，但現代的科學水平與人體內的物質文化水準，確實有條件可以使人類的壽命普遍延長。

二〇〇二年世界衛生組織（ＷＨＯ）的報告指出，全世界人類的平均壽命為六十六歲。日本人的平均壽命高達八十一．五歲，而台灣人民的平均壽命則為八十歲，中國大陸地區的平均壽命為七十一．八歲。

未來人類的預期壽命將更為延長，按照科學家的預測，現代人類正常的壽命應可達一百二十歲，或接近一百二十歲。這是根據現代科學與醫藥技術發達，使得醫療與衛生環境獲得長足改善，氣候環境對於人體的威脅更能獲得控制，社會制度與經濟狀況臻至成熟與富裕，居住條件與環境更為優渥舒適，飲食獲取與營養補充條件充裕……這些相關因素使得科學家相信，未來人類的死亡時間將可以儘可能地延後，享有天年應該不是夢想！

為什麼大多數人無法擁有長壽生活？

若按照人體的自然規律來推論，加上現代成熟優良的醫療與科學技術環境，科學專家所推論的理想壽命，人類應該可以活得更久。

但即使大環境有條件可使人類活到天年，但世界上絕大多數的人們，卻以提早畢業來終了一生。地球上僅有少部分的人們能「自然衰老」，而大部分的人們，莫不因為提早衰老而引發各種慢性疾病，如心臟病、高血壓、糖尿病、肝病、癌症等，這些慢性疾病對人體的生命構成了莫大威脅。

現代人類之所以不容易「自然衰老」，理想的活到天年，主要是人們因為生活習慣的不當或各種外在環境因素的影響，導致身體內在系統的衰老速度加快，進而引發了老化現象。也就是說，老化的發生，是來自於錯誤的生活習慣！

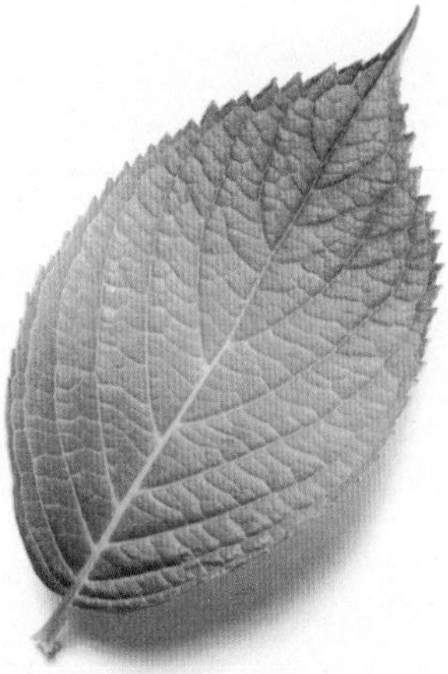

錯誤生活習慣使人提早老化

現代人的文明生活結構，有許多導致人體提早衰老的因素，以下六大主因是你我每天生活都有的經驗。建議你檢視一下自己的生活方式，就可以幫助你找到衰老的原因，再進一步改正它、面對它，你也可以有機會活到天年！

睡眠不足

睡眠與人的健康密不可分，人或許可以連續二十天不進食，但人體如果連續五天不睡眠，體溫就會馬上下降五度，連續六天不睡眠，很快就會面臨死亡的威脅。足見睡眠對於長壽健康的影響有多麼大！

睡眠是人體進行修復的重要工程，也是使人體復原與細胞再生的一種養分。睡眠可以幫助我們恢復元氣，是天然的營養恢復劑。人體在充分睡眠的狀態中，呼吸次數會減少，耗氧量也會降低，如此而能使大腦與身體內部器官獲得修復。如果人體長期睡眠不足，將引發各種疾病，導致人體的新陳代謝能力失調，免疫系統也將受到損害。就讓我們更進一步來了解，睡眠不足為何能扼殺人的壽命？

◎引發各種惱人症狀

經常睡眠不足或有長期熬夜習慣的人，中樞神經系統容易出現失調現象，並導致內分泌系統與免疫系統出現紊亂。當身體的代謝機能出現障礙時，無法順利代謝的毒素就會堆積在人體內，引發精神疲乏、脾氣暴躁、食欲不振、口臭、腹脹與腹痛現象、便祕、脫髮等症狀。

◎引發心血管疾病

睡眠不足若長期無法改善，將成為動脈硬化的元兇，導致心血管健康日形惡化。當人體睡眠不足時，新陳代謝能力逐漸低落，於是導致各器官功能普遍下降。無法睡眠或經常熬夜者，皮膚細胞的調節功能也會出現失常現象，容易影響表皮細胞的活力，使皮膚出現黯沉、斑點與皺紋，因此經常熬夜者的老化速度會更快、更明顯。

◎使大腦功能低下

睡眠不足時，人體大腦的功能會日益出現疲勞現象，長久下來，則會降低大腦的思維運作能力。睡眠不足時，人體的生理時鐘會受到干擾而紊亂，夜間應休息卻沒有入睡，也將導致血液循環不良，並引發過度疲勞症狀。

長期缺乏睡眠，也會引發頭痛，而大腦無法獲得休息，將呈現氧氣不足，因而形成頭部腫脹現象。若無法有效改善睡眠障礙，大腦持續缺乏氧氣與營養能量時，將導致大腦的注意力降低，使記憶力減弱，學習能力愈形遲緩，長期如此將會導致神經衰弱症狀。

重鹽的飲食習慣

飲食習慣過度重鹽與重口味，早已被證實是長壽人生的致命威脅。至少有幾個重大的致命疾病與飲食過鹹有絕對關聯，其中包括高血壓、心臟病、腎臟病、動脈血管硬化等疾病。

世界上的長壽者普遍操持著清淡、低脂、新鮮的飲食法則，鹽分一定是高度節制的調味料。許多地區的長壽老人在飲食中甚至不放鹽，日常飲食烹調，均盡量品嘗食物的天然風味，若有調味的需求，則盡量添加新鮮調味料或香料，如檸檬、香草、薑或醋等，來烘托天然食物的風味。

◎重鹽飲食容易感冒

喜歡重口味的人比清淡飲食者更容易罹患感冒。當人體食鹽量較多時，鹽分會導致口腔中的唾液分泌量相對減少，由此便創造病毒在上呼吸道生存的條件，將更容易誘發感冒。

鈉鹽的滲透作用將導致上皮細胞的功能被抑制，由此降低並干擾抗病因素的分泌，如此感冒病毒便會乘虛而入，更容易侵入上呼吸道黏膜引發感冒。

◎重鹽是長壽生活的天敵

重口味的飲食為什麼會使人提早結束生命呢？

威脅現代人的第一大文明病——高血壓，其發生原因就經常與飲食過鹹有關。鹽分的攝取量過高時，容易使血管收縮緊繃，導致血液流量減低，並提高血管的壓力，長期下來就會引發高血壓症狀。

經常攝取高鹽分，使體內長時間堆積過量鹽分，將使機體的器官提早老化，皮膚各皮層就會因此而提早出現皺紋。

攝取高脂肪

絕大多數世界上的長壽老人都奉行著低脂、清淡的飲食習慣。他們深知脂肪適當補充就好，攝取過多就會引發身體不適，壓力、疾病與各種負面情緒症狀都會跟著出現。

高脂肪飲食不僅會使人容易疲勞、肥胖，同時也會衍生出各種惱人的慢性疾病。

◎過剩的脂肪是長壽人生的天敵

現代人的飲食多依賴外食，而各種外食食物普遍含油脂量較高，如油炸食品、油炸速食、加工食品、罐頭食品、泡麵或便當等，會使人體在不知不覺中攝入過量的脂肪。一旦脂肪過剩，且無法透過正常代謝管道排出體外時，就會在皮下組織堆積，形成肥胖與小腹腫大，過剩的脂肪甚至會在內臟周圍堆積，形成可怕的脂肪肝等症狀。更多過剩的脂肪若在血管中囤積，長久下來，就會影響血液的清澈順暢，進而導致高血壓、動脈硬化、高血脂症等慢性病的發生。

動物性脂肪攝取過量也是威脅健康的重要原因之一。動物性脂肪中含有較高的飽和性脂肪酸，且含有較多膽固醇，經常過量攝取，會導致血管內皮細胞受損，使血壓升高，甚至出現動脈硬化症狀，導致各種心血管疾病的發生。

◎過度脂肪攝取容易感冒

飲食偏重高脂肪食物，也比較容易罹患感冒。肥肉、甜食或奶油等動物性食品中含有大量飽和脂肪，過量攝取這些高脂肪食物，會降低體內免疫細胞的抗病毒能力，容易引起感冒。

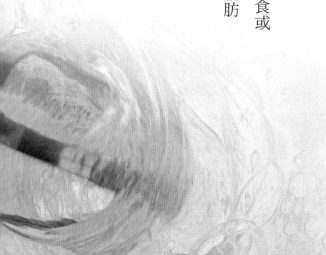

經常食用油炸類食品，罹患感冒的機率也將提高不少，因為長期食用油炸類食物，會導致咽喉部位充血，如此便會增加黏膜表面感染病毒的機率。

經常食用煎炸食物者，也容易罹患感冒，因為煎炸的食物同樣會使喉部充血，容易讓體內免疫細胞的抗病毒能力降低，進而提高感冒的機率。

◎可怕的反式脂肪

不僅動物性脂肪會威脅人體健康，反式脂肪也是一種可怕的脂肪類型。反式脂肪是一種氫化脂肪，屬於化學人造性脂肪。這種脂肪酸無法被人體充分吸收，會在體內與血液中堆積，並在人體內部形成過氧化脂質，使身體器官與細胞發生氧化現象，也會導致皮膚提早老化。

令人遺憾的是，反式脂肪目前普遍存在於我們的生活環境中，且大多以隱藏、看不見的形式存在於各種食品中，人們很容易在不知不覺的狀況下，誤食許多對於人體健康有害的反式脂肪。

抽菸

經常大量抽菸，也是導致現代人快速老化的主因。香菸已經被證實是導致人體罹患肺癌，甚至引發心血管疾病的重大關鍵殺手。法國政府有鑑於法國人因為抽菸致死的人數過高，甚至於二〇〇七年頒布了禁菸法令，足見香菸的致命影響力！

◎香菸為什麼是長壽殺手

吸菸是導致各種慢性疾病與致死疾病的重大禍首。香菸中的有害物質會逐漸破壞免疫系統、肺部功能與機體組織，它是導致罹患肺癌的首要禍首。每天抽一包菸，罹患口腔癌與食道癌的致死機率，是不吸菸者的四倍。更可怕的數據是，每天吸菸超過二十根者，將比不吸菸的人至少減少七至九年的壽命。

◎香菸是扼殺心血管的毒藥

抽菸時或許很暢快，但其實香菸也在不知不覺中威脅著心血管健康。香菸中的一氧化碳會使血紅蛋白失去輸送氧氣的能力，細胞與心臟無法獲得充足的氧氣時，細胞與組織的呼吸受到抑制，將會引起心肌缺氧與心律失常，甚至引發動脈內膜增厚，造成動脈硬化等現象。香菸中的尼古丁也會導致血小板的凝聚功能亢進，進而引發動脈硬化。

◎香菸是青春殺手

香菸也能使人看起來更老，它甚至是摧毀青春容顏的絕命殺手。香菸中的尼古丁會不斷收縮血管，經常攝取大量尼古丁的人們，皮膚會提早出現皺紋，看起來更為衰老。

香菸中的一氧化碳也會與血液中的血紅蛋白結合，使皮膚組織缺氧，進而導致毛細血管的循環低下，使皮膚逐漸失去彈性與光澤，導致皺紋產生。

◎香菸使罹癌率升高

香菸的煙霧主要是由氣體與微粒組成，微粒主要含有致毒的尼古丁，這是具強烈特性的毒素，若連續吸二十支紙菸，將容易引發急性尼古丁中毒。

尼古丁也是一種致癌物質，它會與煙霧中的致癌物質一起促進癌症的發生，經常吸菸，會導致人體血液中的硒元素含量減少，而硒是人體防治癌症所不可或缺的微量元素，長期缺乏硒元素的能量，將增加人體罹患癌症的風險。

抽菸也會大量消耗人體中貯備的抗氧化物與維生素，並大量在體內創造更多氧化物質。若在抽菸的同時沒有補充足夠的抗氧化物與維生素營養，人體會堆積過多的氧化物質，這時便會使身體快速衰老，癌症的發生率因此也會增加。

◎香菸是大腦老化、慢性胃炎、高血糖的催化劑

吸菸還會導致胃酸分泌量異常減少，使人體容易罹患慢性胃炎；重度吸菸則容易引發動脈硬化，使大腦的供血量減少，進而引發腦部萎縮，使大腦加速老化。香菸中的煙霧化合物也會導致人體中的血糖值升高，加重糖尿病的危機。

酗酒

長期大量酗酒也是導致人體失去健康的重要因素，許多人因為工作而必須經常出席應酬場合，經常性的飲酒則成為一種慢性殺人武器，逐漸殺傷人體的健康。

有些酒飲可以發揮養生的效果，偶爾小酌，能發揮怡情養生的作用。但是，酒飲中因含有酒精成分，如果過量攝取，或攝取成癮時，將威脅健康，各種令人遺憾的慢性疾病也將接踵而至。

◎酗酒造成營養素流失

經常酗酒，會使體內維生素B群與礦物質鎂質不足，且酒精也會麻痺神經，長久下來，會造成神經系統的異常。飲酒過度，體內生成的代謝物質會抑制尿酸的排泄，於是大量飲酒的人普遍身體的尿酸值都較高，久了就容易導致各種病變。

◎飲酒過度引發脂肪肝

大量飲酒的負面後果，首當其衝的自然是人體的肝臟，因為酒精過度堆積在體內，會引發肝臟功能失調。肝臟是負責解毒的重要器官，人體代謝後產生的毒素與廢物，需要經過肝臟進行解毒，若長期酒精攝取過量，司掌分解酒精的肝臟將產生疲勞現象，導致肝臟的解毒功能出現失調、異常，於是便容易在內臟的周圍堆積脂肪，輕者會引發脂肪肝，嚴重者將導致肝硬化。

◎酒精成癮導致骨質疏鬆

酒類中的酒精成分會導致人體中的鈣質流失，使人體的骨骼出現疏鬆症狀，同

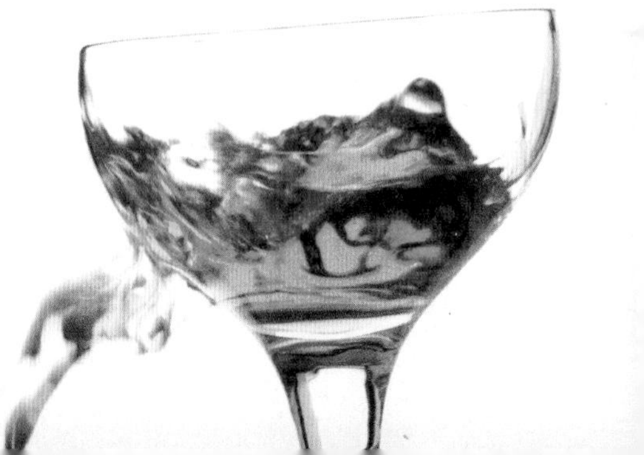

時鈣質的缺乏也會影響情緒平衡，使人容易出現暴躁現象。若鈣質嚴重缺乏之時，甚至會導致焦慮與失眠症狀。

◎酒精麻痺大腦神經，使皮膚品質低下

長期過度地依賴酒飲，過量的酒精成分會麻痺大腦中樞神經，造成神經系統異常，使大腦出現功能異常的現象。

過量飲酒也會使皮膚衰老，因為酒精成分會減少皮膚中的油脂量，使皮膚經常出現脫水現象，影響皮膚的正常代謝功能。

憂鬱與壓力

壓力可說是現代文明社會的產物，現今罹患憂鬱症的人口比例也在逐年攀升。壓力雖然看起來是小症狀，但它的威力足以侵蝕人體的身心健康，甚至引發各種慢性疾病與癌症。

壓力容易產生各種不同程度的緊張，包括精神上的緊張與身體肌肉的緊張。適度的壓力能使人分泌腎上腺素，而適量的腎上腺素能使人體保持正常血壓。但是，若承受的壓力過重，且缺乏正常宣洩的管道，日常生活又缺乏運動調節，過多的壓力就會產生緊張，容易導致腎上腺素分泌過量，破壞了身體的機能，對器官與情緒均會造成負面影響。

過去大部分人較著重身體上的健康，而忽略了精神上的健康。殊不知，惟有精神與身體上雙重健康，才能造就完整美好的人生。

學習認識壓力，並學習管理壓力，不僅是保持情緒管理的重要課題，同時也是追求長壽人生所應該注意的健康重點。

◎認識壓力與人體的承受能力

不同程度的壓力會導致人體的緊張影響，身體上的症狀包括便祕、頭痛、腰痠、頸椎疾病等；精神上的症狀包括急躁、易怒等情緒反應。

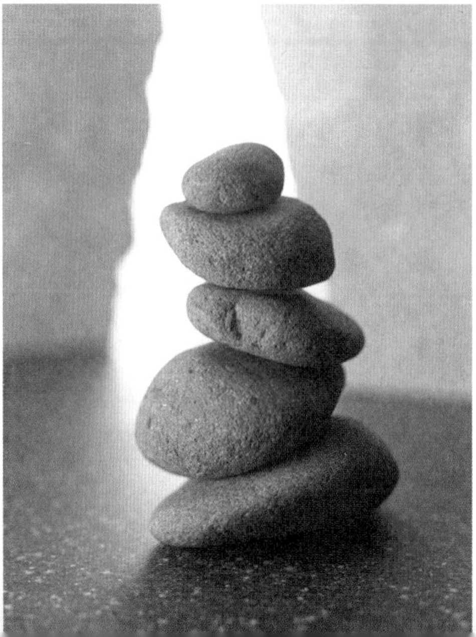

上述因為壓力引發的各種緊張狀態，如果無法改善，就會導致人體出現提早衰老的症狀。

壓力是身體上對應於心理的一種反應。初級的壓力對身體的影響較小，腦部皮質丘接收壓力訊號時，將訊息傳遞至下視丘，再傳遞給交感神經，人體因此會產生發汗、心跳加快、血壓升高與手腳冰冷等不同症狀。

第二級的壓力強度隨著神經系統，會使各器官做出更強烈的反應，如汗量增加、心跳加快、頭痛、腰痠背痛、脖子僵硬、呼吸急促，甚至引發頻尿現象。若第二級的壓力無法消除，堆積的壓力將促使身體產生各種負面反應，包括食欲不振、便祕、腹瀉、失眠、經常性疲勞等症狀。

第三級的壓力若無法排除，同時還伴隨著新增的壓力，其結果將引發內分泌系統、神經系統與胃腸系統的疾病。更為嚴重的壓力，甚至還會導致高血壓、心臟病、胃潰瘍、呼吸道疾病等病症。

◎壓力扼殺人體免疫力

人體承受壓力時，體內中的血液會分泌壓力激素，使血壓升高，心跳次數增高，並促使體內活性氧生成。壓力越龐大，所產生的活性氧越活躍，若無法清除體內的自由基，人體就會任由自由基氧化破壞，免疫力也就跟著下降。

無法有效排解壓力的人們，身體的抵抗力普遍較差。人體的鼻黏膜干擾素與核酸苷等抗病毒物質，容易因為精神壓力而明顯減少分泌量，一旦人體內的抗病毒物質降低，身體的免疫力就會下降，便極易引發感冒病毒的感染入侵。

◎以天然飲食與運動來改善憂鬱

人類承受壓力時，身體內部的環境也在產生各種相應的變化。當我們承受壓力時，意味著身體內特別需要補充特定的營養素，而運用天然食物的能量，將有助於調整情緒，使人更為正向積極。

運動量不足

缺乏運動或不運動，幾乎是現代人生活的寫照。根據生物學家的研究，人體在正常情況下應該可以活到一百二十歲。但大多數人仍無法活到預期的高齡，原因雖然眾多複雜，但不可否認的是，缺乏勞動或持續性的運動，是人無法長壽的主因。

◎運動不足使循環系統低下

缺乏運動會導致人體的新陳代謝能力遲緩，腸道的功能日趨低下，容易產生便祕症狀。運動量缺乏時，人體的有氧代謝能力也會跟著下降，肌肉的耐力、體能、調整能力也會降低。人體的熱量也較少消耗，對於心臟工作量的需求便相對減少。若長期缺乏運動，那麼缺乏活力的濃稠血液將在動脈中堆積，造成血液循環遲緩，由此將導致心臟功能減弱。

當人體欠缺體能鍛鍊時，整體的抵抗能力也會跟著下降。這包括抵抗細菌能力、抵禦病毒能力、對抗疾病能力，以及對抗寒暑高低溫的耐受能力等。

◎運動不足使人肥胖

正常的人體腸道，若能持續攝取高纖維與均衡飲食，即可正常的代謝蠕動，發揮良好的代謝功能。

然而，現今有許多上班族，平日的飲食內容過度偏重肉類，少食蔬果，長時間久坐不動，若再缺乏運動鍛鍊，腸道將無法透過運動鍛鍊的刺激進行蠕動，長期下來就會導致腸道的遲緩，易使慢性便祕生成。慢性便祕無法改善時，連帶就會形成小腹腫大、下半身水腫肥胖等症狀。

◎缺乏運動導致骨骼脆弱

運動量不足，也會導致人體的骨質密度出現疏鬆現象。缺乏強度鍛鍊的肌肉與骨骼，將無法強化鈣質的吸收，只能眼睜睜的看著骨骼品質日漸低落。一旦骨骼出現疏鬆症狀，等到老年時，骨骼就更容易發生脆裂骨折的危險。

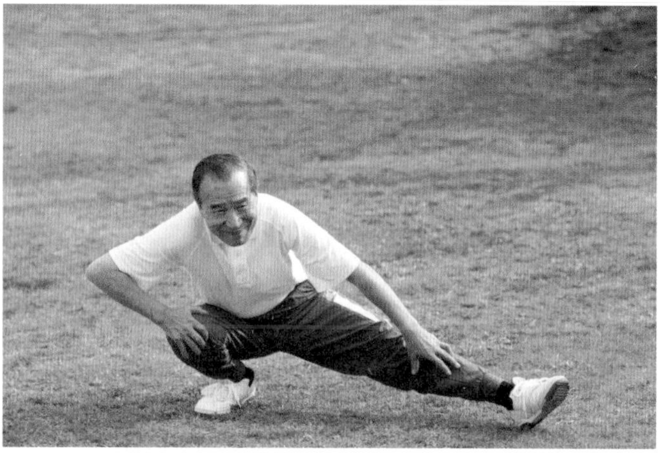

不運動的人，罹患各種代謝慢性疾病的比例，也遠比規律運動者來得高。

◎不運動者更容易老化

人體在持續性的有氧運動中，體內的鉛、汞等有毒致癌廢物，會隨著汗水排出體外，有利於防癌。如果運動不足或根本不運動，平日在環境中所吸收的各種金屬致癌廢物，就會在體內堆積，久而久之，就會形成自由基來進行氧化，進一步侵害人體。持續性的運動鍛鍊，可以幫助改善體質；不運動者，則會加速自由基侵襲人體，使人體器官與細胞提早衰老。

不當生活習慣對於身體的影響

前述各種不正確的飲食與生活習慣，究竟會對於人體產生哪些破壞？這些因素對人體老化又存在著如何的影響？

◎氧化

人體各細胞與組織器官其實每天都面臨著氧化的威脅。氧化的物質從四面八方而來，包括外在環境中的各種毒物，如懸浮金屬化學物質、有毒的水污染物質、農藥、電子輻射、放射線、抽菸、酒精、食品中的化學添加物以及過氧化脂質等。這些毒素一旦入侵到人體內，將會產生氧化現象，使細胞受損。

氧化現象嚴重時，會導致免疫系統遭到破壞，使病毒與細菌極易入侵，身體因而產生發炎或感染現象，皮膚也容易出現色斑。

過度的氧化會加速細胞的老化速度，使人體容易罹患各種慢性病，甚至腫瘤的擴大增長。氧化甚至也是使壽命縮短的前奏曲，過度氧化的身體將招致癌細胞的入侵，使身體面臨死亡的威脅。

◎細胞衰老

受到各種外來因素的威脅，細胞容易產生衰老現象，而人體的衰老通常由細胞的衰老開始發生的。若人體的新陳代謝能力不良，導致細胞間隙被過多代謝廢物填充時，細胞就會呈現衰老現象，久而久之，將導致人體的全面性衰退。電子輻射或放射線的污染，也經常會引發細胞功能衰退現象。

◎內分泌系統的失調

內分泌系統主要在保持人體生理機能的正常運作，若內分泌系統出現異常或失調，如腦下腺垂體、腎上腺、性腺或甲狀腺等內分泌功能出現低下現象時，往往會導致人體出現早衰現象。

◎罹患慢性疾病

人體若在中年階段罹患各種慢性病，如內分泌功能失調、貧血、失眠、腎臟炎、肝炎、肺結核等疾病時，容易導致人體循環與代謝功能衰退，進而使人體免疫功能失調。由此容易使衰老現象提早發生，各種器官、皮膚與大腦的老化現象都會提早出現。

長壽人生與長壽飲食的關係

由上述各種導致人體老化的原因，與對於人體產生的負面影響，不難發現，許多人體的疾病與不適症狀，往往是由於我們吃錯了食物，採取了錯誤飲食習慣或不正確的生活方式所致。

吃錯飲食，或錯誤的飲食習慣，就像喝一瓶慢性的毒藥一樣，會慢慢地腐蝕身心，長久下來，便對身體健康產生致命的摧毀！

飲食與人體的健康有著密不可分的關聯性，每種食物都有其天然的屬性，並發揮著獨特的療效。當我們的身體因為偏差的飲食習慣而出現各種不適症狀時，完全可以透過天然食物來改善調整。

特別針對各種慢性病與威脅人體的癌症，若能採取飲食的調養措施，便能及早發揮治療與預防的效果。換句話說，使人體長壽不老的泉源，不是仙丹或靈藥，而是存在於各種充滿能量的長壽飲食中！

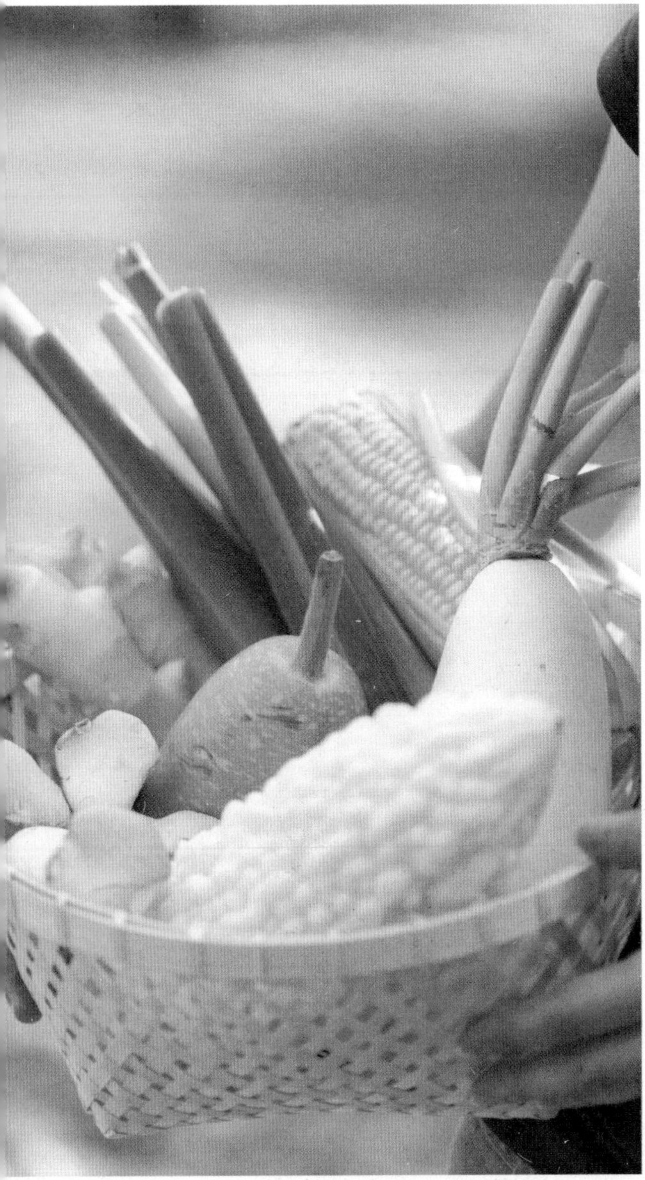

能否擁有長壽人生，其實決定在我們的生活方式，更確切的說，身體的變化，取決於我們所吃的食物。

你可以選擇吃垃圾食物與高脂肪肉類、甜食；你也可以選擇吃天然蔬食、有機穀類、豆類與海藻。你的身體將會隨著吃下去的食物，而產生不同的變化。所以，你的健康是由食物所塑造的！

醫食同源的道理

東西方對於天然食物醫治人體疾病與預防上，很早就有異曲同工的見解。在中國的古早醫學理論中便提及「醫食同源」的道理，認為來自於大自然的天然食物，不僅是供給人體溫飽的營養之物，同時也是治療疾病的藥物。

而古希臘時代的醫學之父——希波克拉底，是一位從大自然中找尋解決健康問題的醫生。他早在公元前四百年就發現天然食物能醫治人體的奧妙道理，認為食物就是最好的醫藥，他的至理名言：「食物應該成為我們的良藥，我們的醫藥應該成為我們的食物。」為天然食物能改善健康人生下了最好的註解。

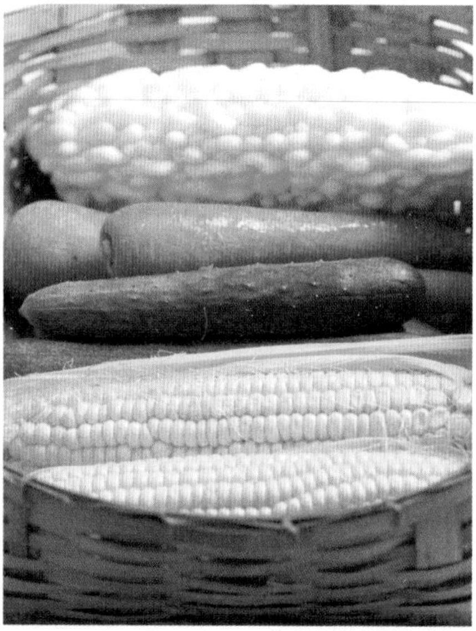

Part 1

邁向長壽的人生目標

如果能善用食物的天然特質，針對人體虛弱或需補強之處，進行合宜的調配，懂得吃哪些飲食，也懂得怎麼調配，那麼，每一種食物都可以調和成延年益壽的飲食，這就是長壽食物的獨特魅力。

讓食物成為你的良藥吧！本書以引領人們邁向長壽人生的飲食生活為主軸，並向世界上的長壽老人飲食經借鏡，分享值得推薦的長壽飲食觀念。

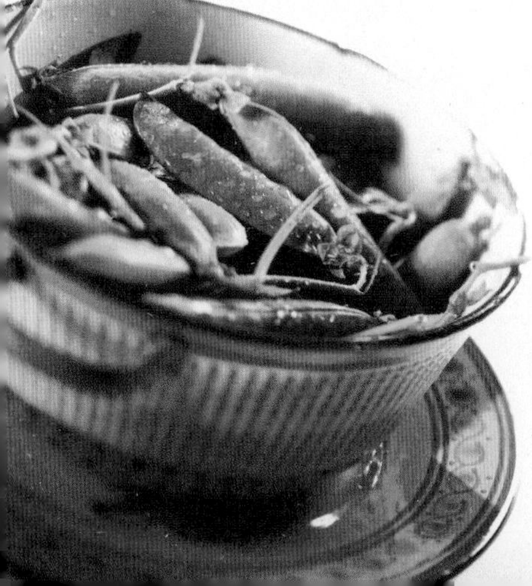

長壽飲食生活追求的目標

什麼樣的身體狀況可以稱得上是真正的健康呢？以下提供世界衛生組織對於人體的健康狀態所提出的最新標準，可幫助你更容易地掌握自己的健康狀態。

- 眼睛明亮、沒有發炎、眼睛的反應力敏捷。
- 睡眠充足，經常能保持適當休息。
- 人體對於環境的適應力強。
- 具有抵抗感冒與其他傳染疾病的能力。
- 經常保持樂觀態度，生活方式積極。
- 頭髮有光澤，沒有頭皮屑。
- 骨骼健康，肌肉充滿彈性，肌膚豐滿健康。
- 精力充沛，很少感到疲勞。
- 身材勻稱，體重適中。

長壽如果是一個人的終極目標，那麼，根據上述具體的健康標準，哪些是檢視健康的指標呢？一旦清楚了解達到健康長壽的判斷指標，便能幫助你檢視自己的健康狀態，有助於調整飲食習慣，向長壽的目標邁進。

體內的酸鹼平衡

長壽人生的首要追求目標，就是打造一個弱鹼性的體質，並務求體內環境的酸鹼平衡。

為什麼酸鹼平衡如此重要？正因為健康人體內的體液應該要保持弱鹼性，才能維持人體的健康。維持弱鹼性的體液，能使人體保持正常的生理功能及新陳代謝運作。世界上的長壽老人大多以鹼性食物作為日常主食，鹼性食物能使人體血液保持弱鹼性。而弱鹼性的體質，即意味著血液較為健康清澈，腸道的生態環境平衡良好，新陳代謝活絡，能創造較為活躍年輕的體質。

◎酸與鹼如何判定？

食物有酸性與鹼性之分，但並不是由食物的口感來決定，而是由食物進入人體後，在血液中呈現的酸鹼值而定。

酸性的食物包括肉類、澱粉類、動物性油脂、人造奶油、甜食等。當人體攝取過多酸性食物時，血液裡面的疲勞乳酸物質與尿酸物質也會相對增多，血液於是呈現酸性。

鹼性的食物包括蔬菜、水果、豆類、五穀雜糧、各種海菜等食物。當人體攝取較多鹼性食物，即能有效減少血液中乳酸物質與尿酸的含量，使血液保持弱鹼性。

◎酸性體質有哪些健康上的危害？

人類所有的疾病，都是體質呈現酸性所導致的結果。而現代人的飲食內容，大多著重高蛋白、高糖分、高澱粉等肉類、油炸飲食。這類飲食攝入人體後，會導致血液呈現酸性，使身體呈現酸性體質。當血液充滿酸性物質時，血液循環的效率就會遲緩低下，攜帶營養與氧氣的能力也會降低，因此容易出現疲勞、嗜睡、注意力不集中、記憶力減弱、腰痠背痛、腹瀉與便祕等症狀。此外，若血液堆滿酸性的脂肪物質，則容易阻塞毛細血管，使皮膚出現黯沉、斑點與衰老症狀。

若持續無法改善身體的酸鹼平衡，等到中老年後，就很容易出現糖尿病、心血管疾病及神經系統疾病等症狀。據統計，有百分之八十五痛風、高血壓、心血管疾病、癌症患者都是屬於酸性體質。

當酸性物質超過人體自身的調節能力時，人體內部的酸鹼平衡就會受到破壞，如此將導致免疫力下降，使腎臟、肺臟與肝臟等參與酸鹼平衡調節的器官負擔加重，內部環境也將跟著惡化，衰老的速度也將加速。

◎鹼性體質是長壽的礎石

鹼性的食品對於人體有利，是因為鹼性食品能促使人體呈現微鹼體質，而鹼性體質能使人血液循環流暢通順，腸道的代謝功能活絡，呈現鹼性的身體也不容易產生各種慢性疾病。

鹼性的血液中因為乳酸物質較少，因此能保持人體精神充沛。鹼性血液中的礦物質群能降低肌肉中的酸度，增加身體肌肉的耐力，有利於消除疲勞，使身體充滿活力與彈性。且鹼性的體質因為含有較充足的礦物質群，能保證人體的情緒平和穩定，避免各種焦慮、暴躁與憂鬱症狀的發生。

◎如何保持酸鹼平衡的長壽體質？

・每天攝取足夠的水分：建議每天清晨起床，先空腹飲用一大杯五百ＣＣ的開水。可幫助排出人體多餘的酸性物質，有利於清除體內的毒素，並有效刺激胃腸蠕動與排便。

・補充鹼性飲食：適當節制飲食，可以刺激人體的免疫系統與內分泌系統，有助於調節人體的各生理功能，促使體內代謝後的廢物排出，使體內環境更為正常健康。多攝取含有豐富礦物質的飲食，能有助於調整身體的酸鹼值。含有豐富鉀、鈣、硅、鎂、鉀等營養素的食物，能幫助中和身體內部過多的酸性物質，使人體保持健康狀態。多攝取蔬菜、水果、豆類與五穀雜糧，能幫助你獲取更豐富的鹼性營養。醋、梅子、檸檬、優酪乳也是值得推薦的鹼性飲食。

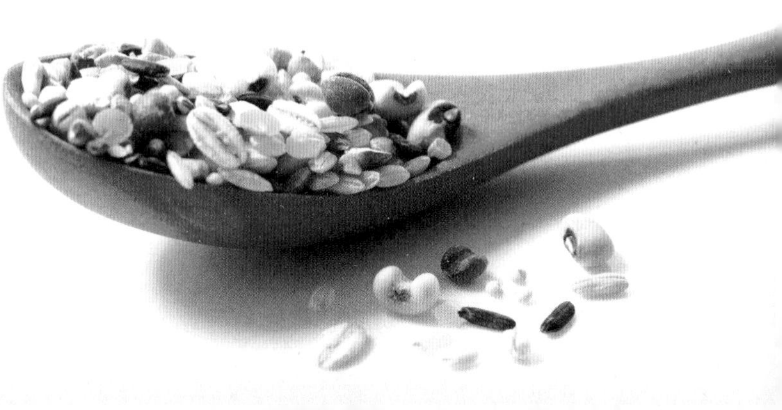

保持人體的高溫

體溫是左右人體健康與否的重要指標之一，較高的體溫能使人充滿活力，新陳代謝良好，內部的器官也能充分代謝運作，自然能擁有年輕活絡的體質。

體格強健的人，必定擁有較為溫暖的體溫。所以，健康的長壽生活需要保持人體的一定高溫狀態。人體平常即處於一種恆溫的狀態，若能保持一定的高溫，便能促進良好的新陳代謝，以及充沛活力的循環作用。

◎高體溫為什麼能保持健康？

較高的體溫，是指人體的體溫在正常範圍內保持較高的水平，如此才能對人體發揮正面影響。

較高的體溫能提升人體的基礎代謝力，使人體的代謝能力提升。每當人體的體溫升高攝氏一度時，脈搏的每分鐘跳動便會增高約十次，如此能使體內充滿新鮮氧氣，幫助體內代謝平衡健康。

此外，較高的體溫也能保持良好的血液循環。高體溫會保持血管的柔軟彈性，使血液順暢的輸送到全身各部位。較高的體溫也能使體內的各酵素保持活力狀態，特別使消化酵素更為活躍，能有效預防便祕與胃部脹氣症狀。

較高的體溫，也能夠幫助消耗分解體內的脂肪與蛋白質，使食物更好地被人體消化吸收。身體溫暖時，所攝取的各種脂肪與豆類蛋白質即能充分溶解，被身體吸收。

當人體體溫較高時，能有效抵抗外來的病毒入侵，並增強白血球的抵禦功能，有利於提升人體的免疫力，使體質獲得改善。

◎低體溫有什麼危害？

人體調節體溫的能力，會隨著年齡增長而跟著下降。當人體老化時，首當其衝的是人體的體溫，也會跟著呈現較低溫的狀態。

較低溫的體溫對於身體容易產生各種負面的影響。如果沒有透過運動或其他鍛鍊的刺激，任由體溫隨老化而保持持續性的低溫狀態，長期下來，就很容易出現各種疾病。

．內臟功能障礙低下：當人體的體溫降低時，體內的酵素物質機能都會相對降低。酵素是司掌人體新陳代謝與循環作用的重要物質，當體溫每下降一度時，體內酵素的活力就會下降百分之五十，特別是司掌人體重要消化功能的消化酵素，將會喪失其正常的代謝功能。如果體溫持續偏低，代謝功能持續低下，人體將頻頻出現疲勞、便祕、胃腸脹氣等症狀。

．容易發生輕度疾病：當人體的體溫偏低時，負責調節體溫機能的腦下視丘即無法正常發揮功能，而由於腦下視丘也是控制自律神經與激素的中樞，所以，一旦體溫出現異常現象，將會影響激素平衡與自律神經的功能。激素失衡會引發月經失調，容易出現各種經前症候群。自律神經的功能失調，則會引發手腳冰冷、頭痛、暈眩、肩膀痠痛等不適症狀。

．免疫力降低：當人體的平均體溫降低時，人也比較容易受到感冒病毒的影響而發燒。主要原因是，人體的體溫每降低攝氏一度，體內白血球的防禦能力也會跟著下降百分之三十七。由於白血球的主要功能是對抗入侵人體的病毒與細菌，因此體溫相對較低的人，由於白血球作戰力喪失，就特別容易在換季的季節罹患流行性感冒。

・基礎代謝能力下降：人體的體溫與整體新陳代謝能力有密切的關聯，當人體的體溫升高攝氏一度時，基礎代謝能力就會提升百分之十二。若人體的體溫偏低時，不僅不容易消耗熱量，同時人體的新陳代謝效率也會衰退遲緩，皮膚細胞再生的效率降低，皮膚因而會出現粗糙老化現象。

・血液循環能力低落：體溫的高低也與人體血液循環的能力有關。較高的體溫能使血流效率提升，能順暢的將血液中的氧氣與營養運輸至人體各部位。當人體的體溫偏低時，末梢神經的血管會出現緊縮現象，血液的流通就會受阻，容易出現手腳冰冷的症狀。較低的體溫會導致心臟輸送血液的能力減弱，導致全身的血液循環功能低下。較低的體溫也會導致自律神經的功能出現障礙，影響血管的收縮能力，由此將影響血液的循環與流通能力。

強健的骨質密度

健康的長壽人生，必須有強健的骨骼來支撐。骨骼的健康，意味著人體全面性的健康，唯有骨骼強健，人體才能保持旺盛的活力，即使邁向老年，也能精神亦亦的從事各種活動，享受精采有趣的退休生活。

骨質的保健為何如此重要？這是因為人體骨骼中的骨質，每年正以百分之一的速度在不斷流失，當流失量到達某一程度時，就會導致骨質疏鬆，如此一來，人體罹患骨折的風險就大大提高。

女性更要面臨更年期骨質流失的問題。女性從更年期開始，在五至十年之內，骨質平均以百分之一、百分之三、百分之五的速度流失。因此，女性發生骨質疏鬆的機率是男性的六至十倍。

女性進入更年期後，人體內的雌激素分泌逐漸減少，是使骨骼出現疏鬆的主因。骨骼在成熟後若要進行再造新生工程，就需要透過「舊骨吸收」與「新骨形成」的過程。此過程的新生需要兩種細胞的平衡作用，一是成骨細胞，一是破骨細胞。人體內的雌激素是兩種細胞達到平衡的重要元素，如果進入更年期後，體內雌激素的分泌減少時，就會

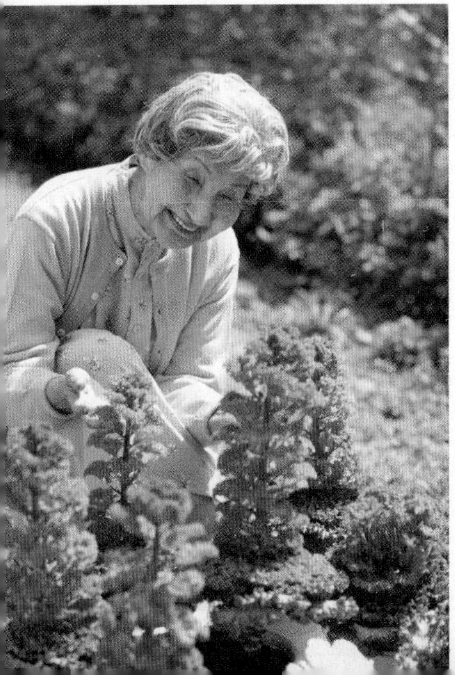

導致骨細胞的刺激減弱，使骨骼的吸收與形成失去平衡，如此便會導致骨質大量的流失。

因此，補充充分的鈣質營養，同時透過各種預防骨質流失的措施，將是保護骨骼的重要課題。

清澈健康的血液品質

長壽人生的另一重要課題，就是追求乾淨健康的血液品質。

心血管系統是現代人生命體系中最薄弱的一環，而心血管系統又司掌人體重要的循環作用，並將血液、營養與氧氣輸送到人體各細胞與器官中。人體全身細胞與器官的健康，與心血管系統息息相關。心血管系統的保養，能有助於維護人體全面性器官的健康，絕對不可小覷其重要性。

◎健康的血液是長壽之本

血液在人體中扮演著相當吃重的角色，最為主要的職責，就是輸送氧氣與營養到身體各細胞中。人體的細胞數量約有六十億個，這些為數龐大的細胞都需要吸收營養與氧氣，從而產生出能量。若缺乏能量，每個細胞乃至細胞的集合體——我們的生命，便無法獲得生存維持的條件。

此外，血液也負責運送激素，並使人體的體溫保持恆定狀態。同時，血液也能防止病原體在體內發生感染。

◎血液不健康引發各種惱人病症

血液與血管的健康雖然司掌全身性的健康，但多數現代人的血液品質並不理想。若流動在血管中的血液因為飲食習慣不當，或錯誤的生活習慣，導致血液裡面充滿髒污物質，或引發血液循環失調時，人體就會浮現出各種不適的生理症狀。最常見的血液相關症狀有手腳冰冷、肩膀痠痛、頭痛、疲勞、便祕、經常感冒、肥胖、臉色蒼白、皮膚粗糙、皮膚黯沉且缺乏光澤、皮膚出現斑點等。這些小症狀看起來似乎不是大問題，卻是血液不健康所浮現的警訊，值得關心與留意。

◎血液惡化會引發各種慢性疾病

如果血液髒污的現象無法改善，持續任由血液品質惡化，血液將會逐漸損傷血管，使血管的老化症狀加劇，各種麻煩的心血管疾病也就會接踵而來。

血液循環不順暢，血管失去彈性，將導致血壓過高，甚至引發各種心血管的慢性疾病，如肥胖、高血糖症、高血脂症等。血管老化嚴重時，最終會引發動脈硬化症狀，這是因為血液中多餘的膽固醇堆積在動脈血管壁上，使血液無法順暢流動所致。

◎飲食錯誤或不節制導致血液品質低下

血液出現污濁的原因很多，但大多是受到人體的生活型態所影響，並與人體錯誤的飲食習慣有關。了解導致血液髒污的原因，才能著手進行血液淨化工程。

人體所攝取的飲食，往往會影響血液的健康。飲食過於豐盛，喜食精緻食物，經常外食與應酬，結果就是讓心血管承受莫大的負擔。如果攝取的食物含有過多身體所不需要的物質，如脂肪或添加物，經消化吸收後，就會在血液中呈現髒污現象，如此即會妨礙乾淨營養物質的運送效率。

因此，你吃什麼食物，將決定你的血液品質！哪些飲食習慣容易導致血液不健康呢？喜歡吃甜食、經常吃肉、不吃蔬菜、少吃水果、很少食用五穀雜糧與豆類、喜歡速食、每週食用油炸食物的次數超過四次、很少喝水、經常吃便當、用餐速度過快……都是錯誤的飲食習慣。

◎錯誤的生活習慣使血液惡化

錯誤的生活習慣則會導致血液品質更加惡化，使不潔的廢物增加，大量吸菸、缺乏運動、經常服用成藥、每週喝酒的次數超過兩次、經常熬夜、睡眠不足等，這些生活因素都會使血液更加惡化，甚至更進一步地損傷血管。

壓力也是導致血液品質低下的原因之一，當人體承受過度精神壓力時，壓力即會產生活性氧物質，導致人體內部發生氧化作用，因而逐漸損傷細胞核與ＤＮＡ，而活性氧充斥在血液中，也會加速血液黏稠現象，使血液健康出現危機。

增強心血管的方法很多，從飲食著手，並透過定期運動的保健方式，將能幫助你喚回健康的心血管品質。

乾淨的腸道生態

腸道也是人體最大的免疫系統器官，甚至可說是主宰著人體健康的龐大生態圈。腸道環境分別由好菌、壞菌與中立菌所構成，若人體的腸道出現病變，或因為代謝不良而出現障礙時，就是菌叢生態失衡所致。

◎腸道的健康能使人長壽

乾淨的腸道能有效進行代謝，使消化後的毒素廢物順暢的排出體外，避免腸道受毒物的侵害。腸道狀態健康時，代表代謝能力良好，人體所攝取的食物能有效率的消化代謝，並將代謝後的廢物排出體外，腸道內將呈現乾淨的環境，由此，流暢在身體的血液也能呈現乾淨通暢的狀態。

血液乾淨流暢時，也能確保攜帶充足的氧氣與營養至大腦、內臟器官與組織細胞中，人體與大腦也就能獲得乾淨健康的營養能量，自然能長保身體的健康平衡。因此，腸道的健康可說是人體整體健康的基礎。

◎為什麼惡化的腸道會扼殺健康?

腸道一旦出現惡化現象，腸道的代謝就會發生異常，所攝取的食物也就無法正常順利地排出體外。肉類與高蛋白飲食會在腸道中腐敗發酵，並釋放毒素，這些毒素會在腸道中被腸壁反覆吸收，並流經血液中，循環至人體各器官與細胞。帶有毒素的血液，被各器官與細胞吸收後，將會導致器官出現病變與異常，皮膚也會出現粗糙、斑點及黯沉現象，甚至會出現頭痛、全身痠痛與疲勞，還會引發腹脹、精神不振、焦慮等情緒問題。

腸道的毒素也會影響大腦的正常功能運作。由於腸道堆積的毒素過多，造成消化系統負荷過大，體內的新陳代謝受到阻礙，使得血液循環不良，無法有效攜帶新鮮的氧氣至大腦，大腦於是出現供氧不足的現象。因此，腸道的惡化將影響大腦的功能，容易造成情緒失調與精神暴躁等症狀。

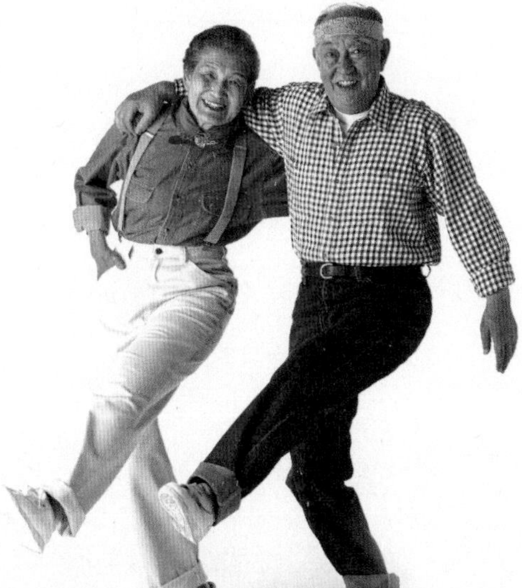

◎腸道健康就是人體的健康指標

患有便祕症狀的女性，比腸道健康的女性更容易罹患乳癌等各種癌症與高血壓症狀。因此，腸道的健康確實是人體健康的指標，追求長壽人生，千萬不可輕忽腸道的保健，這是一生需要注意與維護的課題。

健康靈活的大腦

大腦中有一百五十億個神經細胞，若能積極的鍛鍊大腦，讓大腦經常保持在活絡的狀態，就能經常保持大腦的活力，即使邁向了老年階段，也能擁有聰敏靈活的大腦功能。

◎大腦的健康就是全身的健康

大腦的保護至關重要，日常生活作息的輕忽，都很容易對於大腦造成感染或中毒。人們經常因為生活中不經意的習慣，對大腦造成不當的刺激。若經年抽菸、喝酒、飲食過量重油，將會逐漸損害大腦細胞與微血管，如果沒有好好養護大腦，任由不良習慣繼續影響健康，長久下來，就很容易引發腦部衰老、腦部萎縮、腦缺血、腦部動脈硬化，甚至導致老年性癡呆症狀。

◎保護大腦為什麼重要?

大腦中所消耗的氧氣總量，是全身消耗氧氣量的五分之一；而從心臟所輸出的血液中，光供應給大腦的部分就占約六分之一，足見大腦在功能上與能量所需的重要性。

大腦可說是人體最高的指揮中心，大腦的重量雖然只占人體的百分之二・五，但光是大腦的細胞中，就存有一百億萬個神經細胞，構成了一個精密無比的神經網路世界，也使得大腦成為思維與意識的中樞。由此可知大腦的保養工作異常重要，也應該成為每個人畢生的養生課題。

◎保養大腦是畢生的養生課題

腦部的結構非常精密，如同機器一樣需要加油保養，

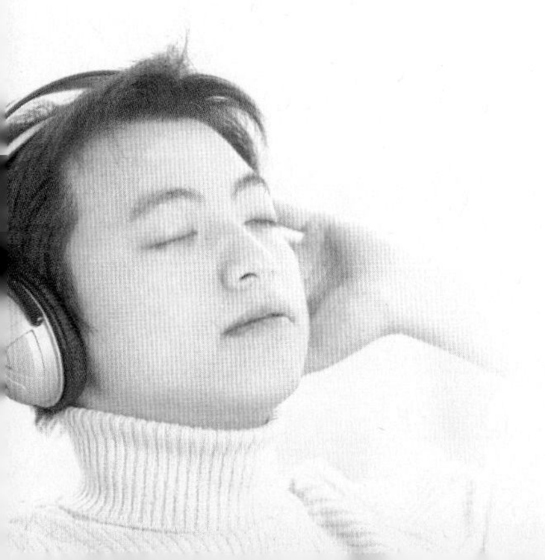

腦部也需要不斷地補充營養，才能因應更多的腦部思維運動。若對於腦部的營養補給不夠，而每天面對的壓力仍然繁重，腦部必須使用大量能量的情況下，就會使得腦部顯得疲勞困頓，消耗多卻補充不夠，就會慢慢地出現腦部衰老症狀。

腦部的衰老現象卻是可以預防與補救的，透過飲食的治療，多攝取有關補腦與健腦的食物，多加強大腦細胞的建立與修護，有效地活化腦部細胞的代謝，即能預防腦部衰老，也可有效做好抗腦部壓力的準備。

長壽人生是追求健全平衡的免疫系統

免疫系統是保護人體的最重要機制，任何人都應該理解，免疫系統的正常，可說是決定人體是否健康的最重要指標。然而，人體的免疫力會隨著年齡的增長而逐漸降低，疲勞與壓力也會促使免疫力更形低下。因此，要能長久擁有健康的長壽生活，請務必將免疫系統的健康列為一生追求的重要目標。

◎免疫系統是什麼呢？

人體的免疫系統主要包括淋巴器官組織與免疫活性細胞。淋巴器官組織包括有骨髓、胸腺、脾腺、扁桃腺體、淋巴結等。免疫活性細胞就是淋巴細胞。

人體免疫系統就像是一個龐大的內在防護組織網一樣，它最重要的功能就是保護人體，不斷地抵抗外來入侵的病毒、病菌及各種有害物質。免疫組織能更進一步積極的消除體內衰老與病變的細胞，並使免疫系統組織維持在最佳的狀態，使人體安然無恙。免疫系統若能正常運作，將能有助於保持人體健康，防止衰老提早發生。

◎免疫系統的防禦功能

免疫系統有優異的清除作用。由於人體內部與外來的病毒、細菌作戰時，會遺留病毒廢物，新陳代謝過後也會產生各種毒物，而免疫細胞能發揮優異的清除功能，幫助將這些致毒的廢物清出體外，保持人體的清潔健康。

免疫系統也有修補的功能。它能自我修補受損的組織與器官，幫助人體器官恢復正常的功能。

人體內的淋巴結中含有數十億個白血球，它是一個強大的免疫作戰防禦網。當受到外來病毒感染時，所有的免疫細胞與外來病毒都會在淋巴結中聚集，使淋巴出現腫大現象。淋巴結也負責過濾淋巴液，將作戰過後老廢的病毒與細菌廢物清除。

免疫系統也能保護上呼吸道的健康。由於許多病毒與細菌會經由口、鼻吸入，入侵至上呼吸道，致使呼吸道發生感染現象。扁桃腺體就是一種捍衛咽喉的免疫腺體，它能保護上呼吸道，對各種入侵的病毒發揮警戒防禦功效。

此外，人體的腸道也是最大的免疫系統器官。腸道中的免疫生態非常堅固，腸道黏膜組織層中便含有淋巴組織，由各種淋巴細胞、巨噬細胞與少量T型細胞所構成。這個腸道免疫組織也能對於入侵腸道的病原體形成有力的防線。

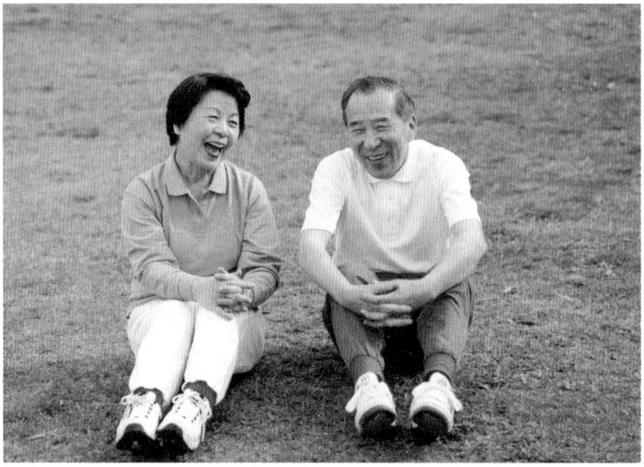

◎免疫系統與人體的自癒力

追求長壽人生，也就是在追求人體的自我療癒能力。而免疫力的高下，將決定人體自癒力的強大或衰弱。

前面我們認知到人體內自有一個免疫防禦系統，能自動對抗外來入侵的各種有害物質。因此，當身體出現小病痛時，其實並不需要馬上透過吃藥來獲得改善。人體的自癒能力能治療約百分之六十的疾病，當人體出現不適症狀時，身體能自動調動荷爾蒙、免疫系統等綜合作用，來對抗疾病。

世界上的長壽老人極少透過吃藥或吃補來調整身體，因為長壽老人們深知，唯有透過正常均衡的飲食，借重天然食物的自然療效，並配合運動來改善體內的環境，保持人體內部器官的運作平衡，自然就能增強人體的免疫能力。

Part 2

如何貫徹長壽飲食生活？

雜食性的飲食

任何一種食物，都無法單獨滿足人體所需的各種營養素。若長期只攝取單一食物，將會造成人體營養素的缺失，使人體容易罹患上各種疾病。

由於人體所需要的營養素是多方面的，因此人體需要攝取多樣化的食物類型，若顧此失彼，則容易為身體帶來危害。世界上的長壽老人莫不遵循著一種均衡原則，透過調和與多樣化的食物，即可以調和成延年益壽的長壽飲食。

雜食的飲食方式能有利於人體的平衡與內臟的調和。

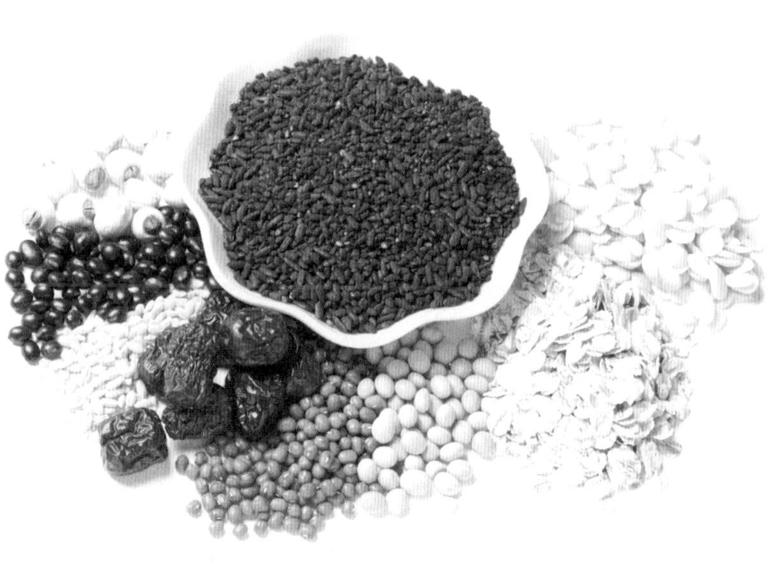

優質的長壽食物組合

長壽飲食往往在於每一餐都花心思來設計與思考。最為優質的長壽食物組合，是粗雜糧所構成的米飯，加上三分之二的蔬食與湯，以及三分之一的葷食。其確切的比例是——蔬菜：水果：五穀雜糧：蛋白質＝六：二：一：一。如果能按照這個比例確實執行飲食計畫，那麼你將能獲得百分之八十鹼性（蔬菜與水果）、百分之二十酸性（澱粉與植物蛋白質）的飲食結構。以這個結構來施行飲食計畫，身體內部即可逐漸調整為弱鹼性的體質。

◎米飯

米飯與粗雜糧為主的主食，能夠提供人體能量的基本來源。米飯的選擇包括有豆類、薯類、燕麥、玉米、小麥、蕎麥等。穀類是人類攝取營養的基礎，其中的碳水化合物也是構成人體能量的基礎來源。穀類中的膳食纖維，能提高人體的代謝能力，對於排毒與強化消化系統功能，具有絕佳的助益。

◎蔬菜

蔬菜中飽含各種抗氧化物質，能有助於保護心血管健康，也能增強人體抗病能力，蔬果中的活性物質也是預防癌症的重要成分。

人體也能從蔬菜中獲取鈣質、植物性蛋白質、礦物質、維生素與膳食纖維。

◎葷食

人體能從少量的葷食中獲得動物性蛋白質，以及能防止大腦老化的必需脂肪酸。

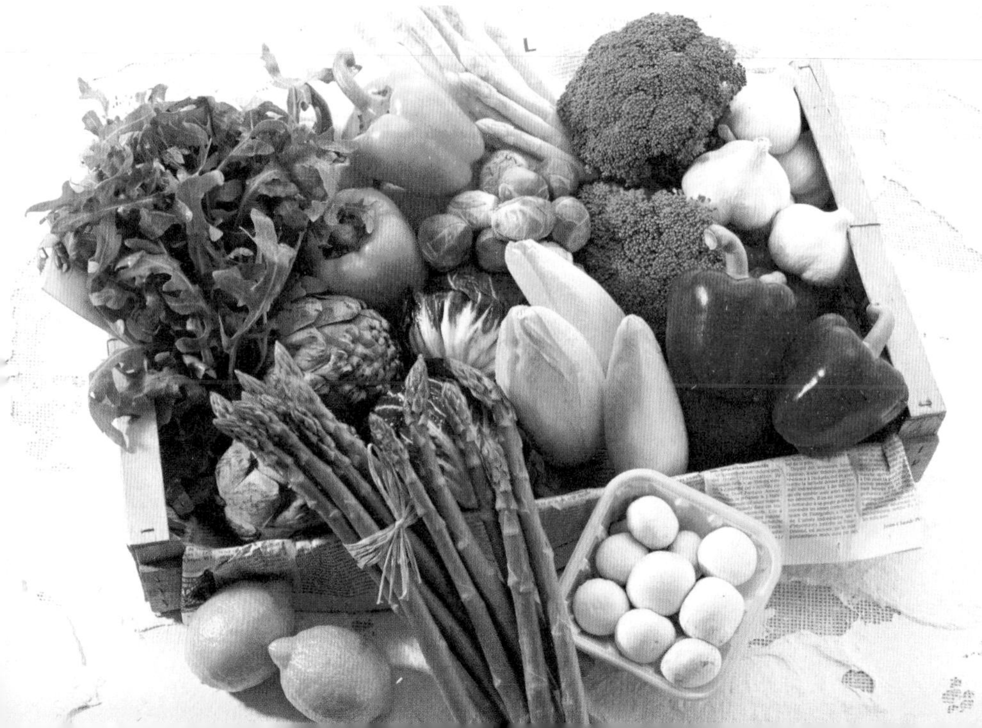

清淡的飲食

清淡的飲食，可說是保持長壽生活的不二法門。二十一世紀以來，慢性腎臟病已經成為危害全球人們健康的主要威脅。腎臟病的發生原因，經常與過度依賴重鹽口味的飲食習慣有關，鹽的攝取量經常影響腎臟的健康。世界衛生組織建議成年人每天攝取的鹽量不要超過六公克，如果每天攝取的鹽量超過此數值，人體的腎臟就很容易處於損害的危險中。

少放鹽與醬油，盡量多運用新鮮的調味料，如醋、薑、蔥、大蒜、檸檬、胡椒等香料與天然調味料，來替代鹽與醬油的調味，增添

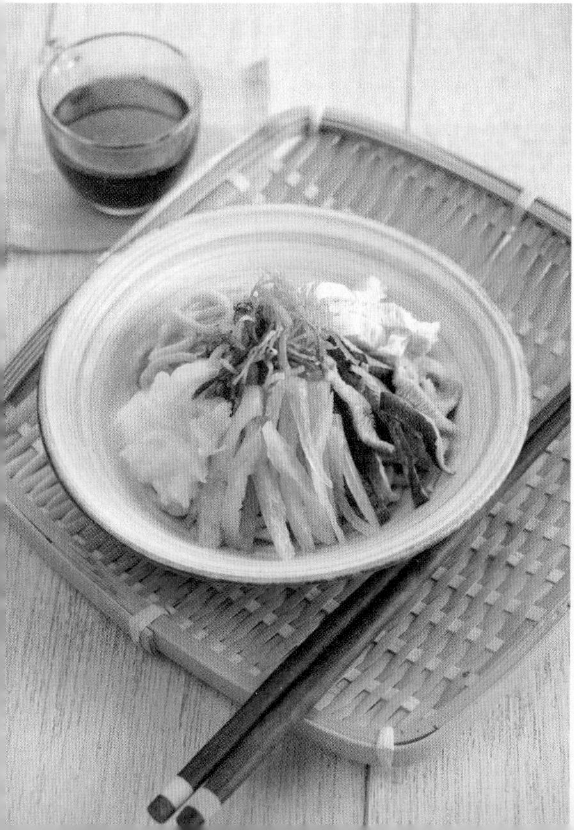

食物的天然風味。

重口味的飲食已經證實會為健康帶來莫大的威脅，如果你已經習慣重油、重鹹、重辣口味的飲食習慣，那麼你的身體也極有可能面臨代謝失調的問題，腸道的消化系統也可能出現異常障礙。

創造長壽體質的清淡飲食建議

- 使用醋、蔥、蒜、辣椒、芥末、檸檬汁、蔬果汁、香草、胡椒等調味料來替代食鹽，減少放食鹽或醬油的用量。
- 水煮、清蒸、低溫拌炒的烹調方式，能幫助你品嚐到更為清淡原味的飲食風味。
- 避免依賴外食，如果因為工作緣故不得不選擇外食，可選擇水煮、清燙、清蒸等方式烹調的食物，並多攝取蔬菜與五穀食材。
- 少吃油炸或重辣的食物，烘烤或清燉的烹調將比高溫油炸的烹調方式來得更健康。重辣的食物如麻辣火鍋，並無法消除人體的壓力，反而會加重肝臟的負擔，使人體承受更大的壓力。

・飢餓時不妨多以優格、蒟蒻、堅果等食物來作為點心，避免攝取油炸類或高脂肪類甜食。

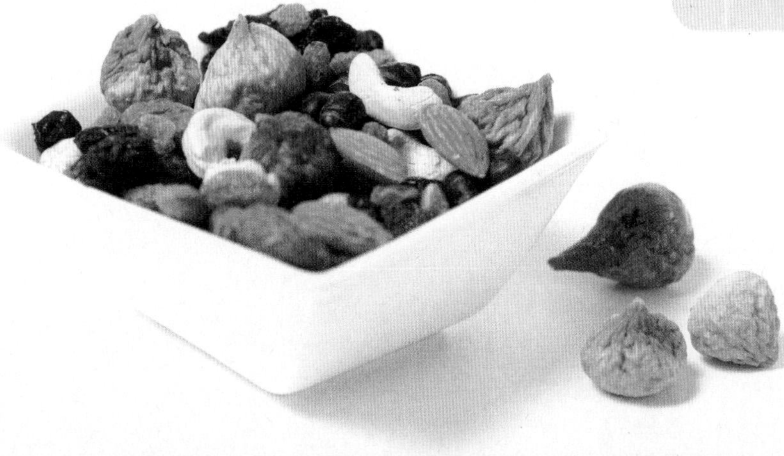

新鮮的飲食

世界上長壽老人的飲食結構中，生鮮的食物占有重大的比例。因為他們理解到，趁鮮採下的蔬食與水果不僅風味最甘甜新鮮，同時也富含最為完整的生命能量。

新鮮的食物為什麼使人長壽？

越新鮮的食物，所蘊含的生命能量越高，而當我們攝取生命質量高的食物，這些能量也能夠為人體所吸收，成為支援人體生命的重要養分，這就是長壽老人們奉行不渝的新鮮哲學。

新鮮的蔬菜含有最為豐沛的生命能量，並含有抗病毒感染的珍貴成分，有助於抑制腫瘤的發生。新鮮蔬果趁新鮮食用，能發揮保護腸胃、滋養器官與強健心肺的功效。

新鮮的飲食還包括生鮮食物，尤其是生鮮的蔬菜與水果中含有珍貴的酵素能量。能促進人體新陳代謝的能力，使腸道消化作用順暢進行，也能有效提升人體的活力。但這種酵素物質經常被人們所忽略，且這種珍貴的酵素營養物質只能存活在低溫環境，它們很容易受到高溫烹調、加工、煮熟與罐裝的過程而流失殆盡。因此，只有多透過攝取新鮮的蔬食與水果，才能保證人體能量與活力的泉源。

天然的新鮮食物中，並含有較為豐富的活性物質，能增強人體的免疫力，有助於降低人工添加物與化學添加物對於人體的危害。

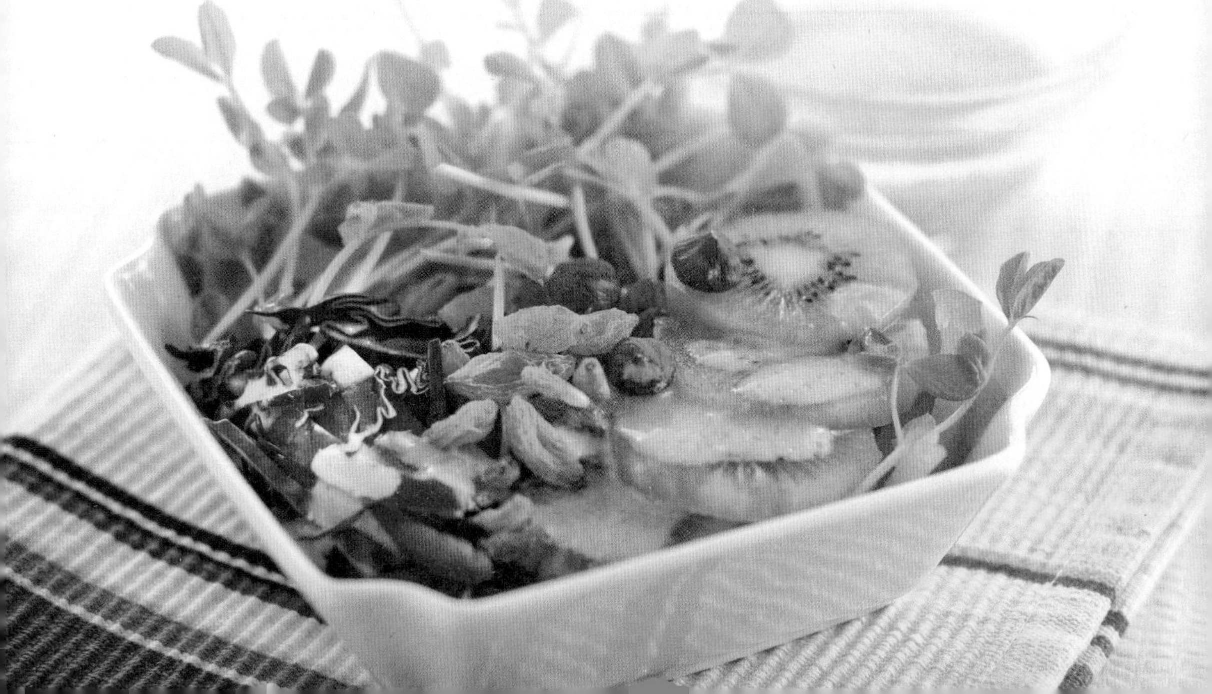

如何攝取生鮮飲食？

- 每天飲食中的生食，至少應該占所有飲食的百分之六十。
- 生食蔬果清洗乾淨後，盡量連果皮一起食用，因為果皮中含有較高能量的抗氧化物質，若去皮食用，則會喪失攝取珍貴營養素的機會。
- 每天至少要攝取四種水果、四種蔬菜、兩種五穀飲食或豆類。
- 少吃加工的食物、速食、市售飲料或含有食物添加劑的食物，便能有效減少防腐劑與色素對於人體的侵害。
- 推薦每天都攝取的生鮮飲食：蔬菜、水果、優格、蜂蜜、豆類、豆製品、堅果類、胚芽米、粗製麥粉、酵母、新鮮豆漿等。

減少肉類攝取量

世界上的長壽老人們幾乎都是蔬食主義者，他們雖然偶有食肉，但分量極少也極節制。因為他們理解到，肉類雖然美味，但也是一把利刃，過度攝取往往會使體質過酸，進而引發各種麻煩的慢性疾病。

若要擁有完全長壽人生，必須學習將肉類的攝取減量再減量。不加節制的過量食肉，或偏食肉類的飲食傾向，確實是導致現代諸多文明病與慢性疾病的主要原因。

飲食以肉類為主的人，比少吃肉類的人更容易罹患直腸癌，且機率高達約百分之三十。若經常食用加工肉品（包括火腿、培根、熱狗、香腸等）的人

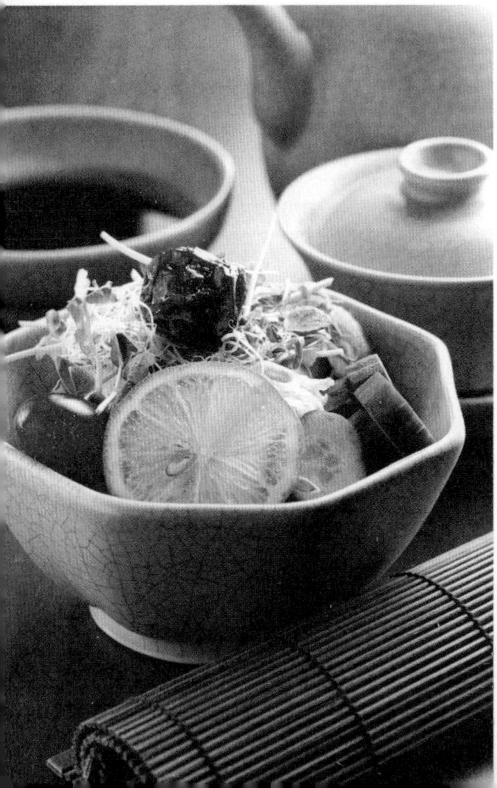

們，罹患胰腺癌的比率將升高至百分之六十七。

若肉類採取油炸的方式烹調，則肉類中的飽和脂肪酸比重將增高，由此將更容易引發心血管疾病、高血壓、高血脂症與高膽固醇症狀。

為了健康長壽著想，從現在開始最好少食用肉類！

創造長壽體質的減肉飲食建議，就是調整以蔬食與五穀為主的飲食結構。你不一定要做一名完全的素食主義者，不過調整以素食為主的飲食結構，確實對於你的健康有莫大助益。

由於素食為主的飲食方式，能有效控制飽和脂肪酸的攝取量，因此能有效預防心臟病、肥胖與糖尿病的罹患機率。

以素食為主的飲食習慣確實能延長人體的壽命，幫助我們享受平和愉快的人生，你還在猶豫什麼呢？

攝取長壽營養素

追求長壽生活，最簡易便捷的方法，就是透過飲食來攝取有助於人體長壽健康的營養素。

人體正常的狀態應該能夠活到一百二十歲，但許多人卻無法活到天年，這除了生活與飲食習慣的不當以外，主要也與人體中經常性的缺乏某些營養素有關。

各種營養素除了維持人體正常的生理運作外，還能有效增強人體免疫力，使人體保持平衡。現在，讓我們仔細了解哪些是維持人體長壽的關鍵營養素，而在往後的生活保養中，可以落實這些營養素的攝取與維護。

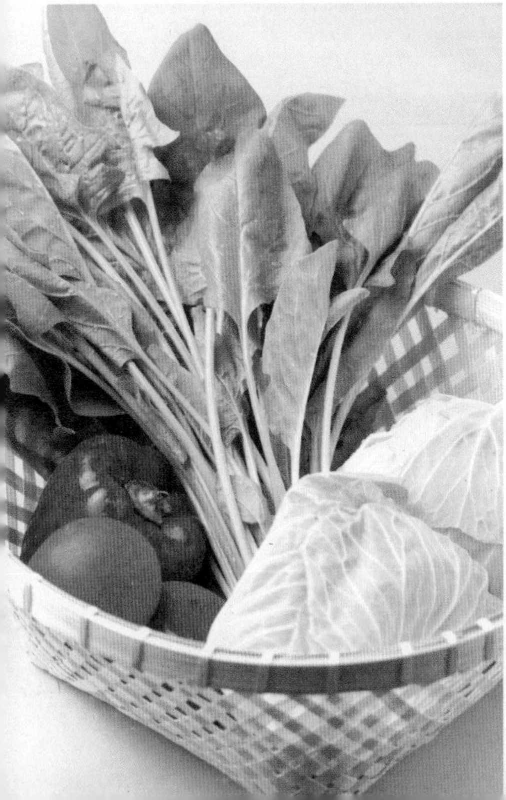

使人長壽的纖維素

膳食纖維的攝取可說是長壽人生的基礎。膳食纖維被認為是第六大營養素，主要是它對於提高人體的代謝功能具有至關重大的助益。許多致命的癌症與慢性疾病，大多與人體飲食中缺乏膳食纖維有密切的關係。

◎膳食纖維改善腸道健康

許多人的飲食中經常缺乏膳食纖維，或根本不攝取膳食纖維，這也能解釋為何大多數現代人普遍有便祕、消化不良等症狀的原因。

充足的膳食纖維，能改善腸道的健康，使人體的消化系統更為健全，排便更為順暢，自然能清除體內毒素，防止各種代謝疾病上身。

◎膳食纖維是減肥高手

高纖維的飲食能夠幫助人體代謝更多熱量，使人保持苗條健康的體態。膳食纖維容易在胃腸中形成飽腹感，且需要花更多時間來消化，因此能有助於消耗熱量，也能延緩進食的攝取量。膳食纖維甚至還能在腸道中吸附多餘的脂肪，進而排出體外，抑制腸道吸收多餘脂肪，由此就能使人遠離肥胖。

◎膳食纖維保護心血管

你一定無法想像，膳食纖維也是優秀的人體健康保衛大臣，它能優越的保護心臟與血管，免於血管受到壞膽固醇（低密度脂蛋白膽固醇，ＬＤＬ）的破壞。膳食纖維能積極的降低血液中膽固醇的含量，還能降低血壓，避免罹患心臟病、中風等慢性病的危險。

◎預防癌症的膳食纖維

膳食纖維也是防治癌症的高手，因為膳食纖維能吸附體內的有毒化學物質，包括致癌物，同時能將這些有毒物質包覆起來，協助排出體外。多食用膳食纖維能降低大腸癌、乳癌與攝護腺癌的罹患風險。

當你攝取富含纖維素的食物時，也能同時攝取各種優越的植物化合物。因為飽含膳食纖維的食物，通常也都蘊藏著豐沛的抗氧化物、類黃酮素，這些都是珍貴的植物化合物，能幫助人體提升防禦能力。這些蔬食中的植物化合物早已經被證實能夠防癌，活性十足的植物化合物具有神奇的效力，能有效預防各種重大的疾病，為人體發揮優越的保護作用。

◎長壽纖維素怎麼吃？

哪些食物中蘊含豐富膳食纖維？水果、蔬菜、堅果、胚芽、全麥食品、五穀雜糧、豆類等食物，均是豐富膳食纖維的來源。

如果你沒有太多時間選擇，不妨參考一下以下的建議，能幫助你快速完整的攝取充足膳食纖維。

- 水果的外皮中往往含有驚人的膳食纖維，食用水果時最好盡量連皮一起食用。
- 花椰菜中的膳食纖維要比其他的蔬菜高，一杯花椰菜的纖維含量，相當於兩片全麥麵包。

‧避免只飲用果汁，果汁中的膳食纖維遠比生食水果要來得少。因此，別寄望罐頭果汁或瓶裝果汁的纖維營養，最好選擇生鮮水果打成的果汁，同時要多補充生鮮水果。

‧主食避免依賴精製白麵包或白米飯，盡量改成全麥麵包或糙米，全麥麵包中的膳食纖維含量是精製白麵包的三倍。

‧豆類可以幫助你快速的攝取到完整豐富的膳食纖維，如果沒有時間烹煮綠色蔬菜，不妨多準備些豆類，如黃豆、豌豆、青豆、菜豆等，小小一杯豆子，能帶給你遠高於綠色蔬菜三倍的膳食纖維。

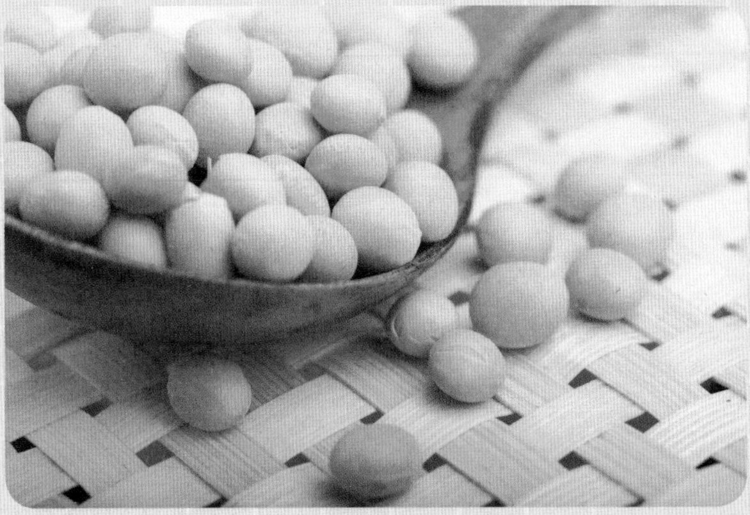

優越的維生素C

維生素C是掌握健康長壽人生不可或缺的重要營養素，它被認為是抗衰老的優越營養素，長久以來，維生素C對於保護人體的青春活力與彈性，並提高人體的強健能量，發揮著重大的影響效力。

◎維生素C保持青春

維生素C可說是保持人體活力的青春營養素，充足的維生素C能參與製造膠原蛋白物質，使肌膚保持彈性與潤澤；維生素C也是使皮膚白淨的美麗營養素，能阻斷黑色素的形成，讓肌膚保持白皙，可說是對抗老化黯沉的營養法寶。

充足的維生素C還是抗壓的高手，能紓解排除堆積在人體中的壓力，使人充滿活力，足以對抗壓力的侵襲。

◎抗癌的維生素C

維生素C還是優越的抗氧化物，它能防止自由基對於人體細胞的破壞；維生素

C也能增加有助於抗感染的白血球數量，並能提高血液谷胱甘肽（GSH），並增強其對抗自由基的能力，使人體保持在最好的免疫狀態。除此之外，維生素C也能阻止致癌細胞的形成，抑制病毒的活性，降低並減緩腫瘤的滋長速度。

◎保護血管的維生素C

維生素C也是保護血管的尖兵，充足的維生素C能有效增強血管的彈性，防止血管壁的損傷，有利於保護動脈壁的健康。維生素C也能防止血小板在血管內聚集，能防止動脈硬化症狀發生。

◎預防白內障的維生素C

維生素也能有效保護雙眼的健康。眼睛的水晶體是由豐富的維生素C所構成，充足的維生素C能防止自由基對於眼組織細胞產生氧化損傷，能有效保護水晶體與眼部組織。積極攝取補充維生素C的人，罹患白內障的機率將比沒有攝取維生素C者要低約百分之三十。

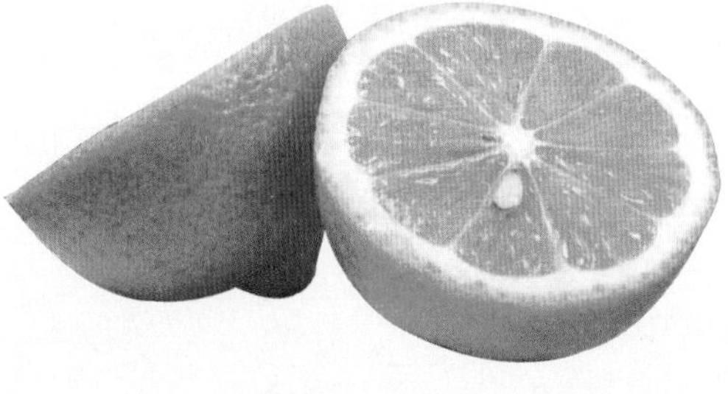

修復細胞的維生素E

維生素E被認為是修復人體細胞最優越的營養素，它也是強大的抗氧化物，在面對衰老對人體的各種威脅中，不妨將維生素E視為一生的良好夥伴，它能幫助對機體的復原與修復，協助抗老，同時也能幫助保持身體細胞的年輕活力。

◎提高人體免疫力的維生素E

維生素E能全方位的保護人體的免疫功能，並賦活與強化免疫系統功能，不僅能抑制腫瘤的發生，也能削弱病毒的活性，從而提高人體的免疫功能。

◎保護動脈血管的維生素E

維生素E長久以來被認為是保護心血管的最佳營養成分，維生素E能阻斷動脈中膽固醇的氧化作用，防止脂肪對於動脈血管產生損傷。維生素E能消除動脈內已經形成的硬塊，還能積極的防止血液凝固，使動脈血管流暢，因而能預防動脈硬化發生。

◎預防老人斑的維生素E

隨著老化現象的到來，自由基會在細胞中進行損傷，並留下脂褐素色素物質，出現在體表就是俗稱的老年斑。

老人斑也會出現在人體的各器官與腦細胞中，隨著年齡增長而越長越多，容易引發神經功能不全，或導致記憶力與智力下降。

維生素E則是很好的修復營養素，能延緩細胞、神經與血液系統的老化現象，並積極抑制脂褐素在人體內堆積，延緩老人斑的出現，也能避免腦細胞出現老化現象。

維生素B_6

多攝取維生素B_6營養素能幫助保護心臟，免於發生腦中風與心臟病症狀。人體內的高半胱氨酸物質是引發腦中風與心臟病的主要禍首，若能在日常飲食中充分補充維生素B_6，

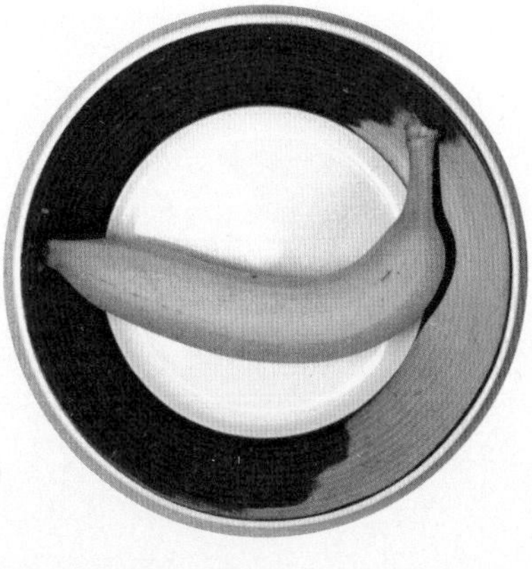

便能有助於分解高半胱氨酸物質，避免對於人體產生侵害。

各種維生素長壽食物

維生素種類	含有維生素的食物種類
維生素A	南瓜、甘藷、菠菜、辣椒、胡蘿蔔、雞蛋、牛奶、洋蔥等
維生素B_1	堅果類、豆類、小麥、玉米等
維生素B_2	玉米、杏仁、豆類、雞蛋、起司等
維生素B_5	堅果、乳製品、黃豆、花生醬等
維生素B_6	堅果、香蕉、玉米、豆類等
維生素B_{12}	雞蛋、起司、麵包等
維生素C	柑橘、檸檬、番茄、芹菜、高麗菜、馬鈴薯、奇異果、草莓、葡萄等
維生素D	奶油、起司、水果、堅果、穀物等
維生素E	植物油、雞蛋、堅果類、南瓜、燕麥片、番茄、馬鈴薯、蘆筍、豆類等
維生素K	起司、蛋黃、奶油、蔬菜等
葉酸	豆類、雞蛋、堅果、柑橘、綠葉蔬菜等

抗衰老的鈣質

如果你這一生想要擁有強健的體態，充沛的活力，那麼絕對不能忽略鈣質的重要性。鈣質可說是人體中最為豐富的礦物質元素，它也是人體一輩子中最為緊密重要的營養夥伴。

鈣質的重要性不僅在於它負責建構骨骼的健康，也司掌人體的活力，左右人體血液健康，強化並改善人體的神經系統功能，同時也是影響人體免疫能力高下的重要營養素。

◎保持骨骼年輕的鈣質

鈣質最為人熟知的功能，就是製造骨骼與牙齒，人體中的鈣質約有百分之九十九存在於骨骼與牙齒中，只有百分之一的鈣質分布在血液與軟組織中。

人體的一生都在面臨鈣質流失的危機，特別是中老年階段，不僅人體的各器官功能會呈現衰退現象，骨骼也更脆弱，容易出現骨折現象。為了在老年階段也能擁有強健的骨骼品質，人體需要在人生的各階段中積極的補充鈣質營養，如此便能最大程度的保持骨骼強健，並使骨質密度保持在更好的品質。

◎保護心血管健康的鈣質

鈣質也是保護血管健康的重要營養素。很少人知道鈣質對於破壞膽固醇具有優越的功效，它能成功的清除脂肪，阻絕胃腸道吸收飽和脂肪酸，因此能降低高脂肪食物對於心血管的威脅。

鈣質也是維持血壓正常的高手，由於人體攝取高鹽分的食物後，血壓會逐漸攀升。若人體內所攝取的鈣質充足時，就能幫助降低血壓，維持心臟與血管的正常功能。

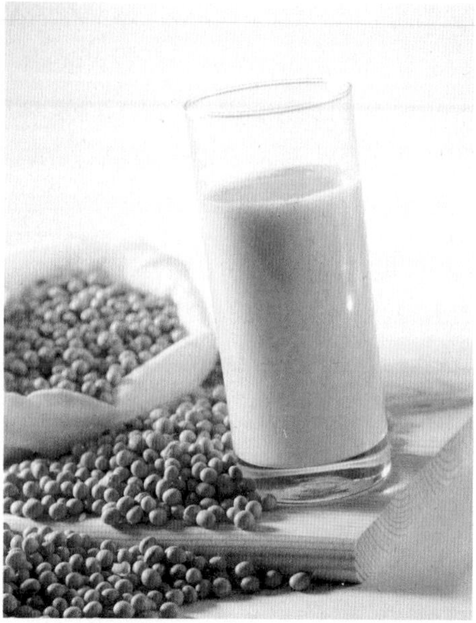

維持青春活力的鎂質

若要保持青春活力，擁有旺盛的生命能量，那麼，請你多正視鎂元素的絕妙能量。鎂可說是保持人體青春永駐的重要營養素，充足的鎂元素能保持人體年輕活力，也能使人長壽健康。

◎維護大腦活性的鎂

大腦的靈活思維能力，可說是影響人體長壽健康的關鍵。唯有健康靈活的大腦，即使邁向年老階段，也不會影響各種思維與判斷能力。而鎂元素正是負責調節腦細胞功能的重要營養素。大腦的細胞需要鎂元素來執行各種功能，如果鎂元素不足，容易出現頭昏眼花與肌肉顫抖等症狀，也容易引發憤怒、憂鬱與失眠症狀。

人體中有充足的鎂元素，便能維持大腦細胞的正常功能，並調節大腦神經系統的興奮。

◎保護免疫力的鎂

充足的鎂元素也能保護人體的免疫力，使人體的防禦能力提高。由於鎂元素可抑制細胞內自由基的活性，因此能保護細胞的完整性，免於細胞被自由基侵害損傷。

如果人體內的鎂元素不足時，細胞內的自由基活性將大為活躍，從而損傷細胞，破壞細胞的完整性，衰老現象就會加速到來。充足的鎂元素也能幫助調降血壓，使人體的血壓保持正常。

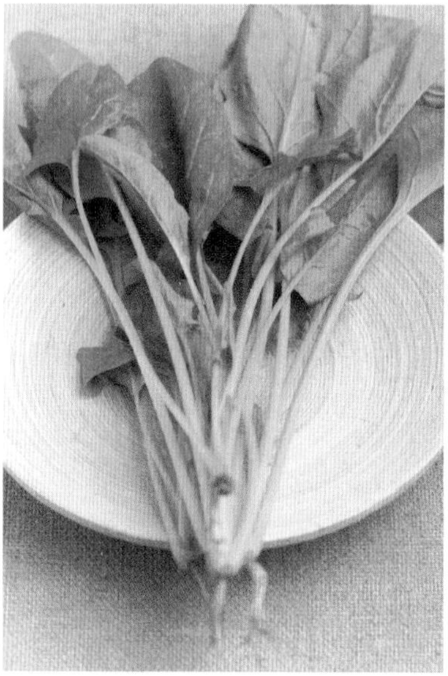

◎強化心臟功能的鎂

鎂是保護人體心臟的重要營養素，充足的鎂元素能維持正常的心律，減少心絞痛。鎂元素也能抑制壞膽固醇，並增加血管的活性，有利於防止血液凝結，並能抑制血小板凝固，積極的預防動脈硬化與心臟病。

長壽人士應該遠離的食物

以下各種食物對於長壽健康都會產生莫大的威脅，這些食物容易使人體的機能衰退，免疫力衰弱。若經常攝取以下食物，長久下來，就會影響健康，所以長壽人士應該盡量戒除遠離以下食物。

醬製類食品

盡量少食用各種醬類食品，包括醬菜、調味醬或各種醬油等。醬類的食品普遍含有較高的鹽分，如果長期依賴食用醬類食品，將會加重心血管與腎臟的負擔，而容易引發各種慢性疾病。

燻烤類食品

長壽人士也應該遠離各種燻烤類食物，因為食物在燻烤的過程中會產生致癌物質，若經常食用燻烤類食物，容易增加罹患胃癌的危險。

醃漬品與醃製肉品

運用大量鹽分製成的各種醃漬品也是高危險食物，這類食品含有的維生素較低，同時鹽分含量較高，經常食用會導致體內的鈣質流失。加上醃漬食品於加工過程中很容易遭到污染，經常攝取，很容易引發胃腸疾病。

此外，醃製類的魚類、肉類或酸菜等食物，在醃製過程中，很容易將鹽分轉化為亞硝酸鹽，而亞硝酸鹽會在體內酵素的催化作用下，與人體其他物質合成為亞硝酸胺的致癌物質。經常食用這類醃製食品，人體會更容易罹患癌症，使身體出現衰老現象。

甜食

各種加工類的甜食因為含有較高的糖分，經常食用會引發肥胖。同時許多加工甜食中多採用人工的反式脂肪酸，這種脂肪無法被人體消化吸收，容易在動脈血管中堆積，進而引發動脈硬化疾病。此外，經常食用甜時也很容易罹患糖尿病。

泡麵

加工類的泡麵也應該少食用，泡麵屬於油炸食品，其中含有較高油脂，同時，泡麵製造時為了保存的便利，往往會添加各種防腐劑與添加物，經常食用容易導致人體免疫功能低下，使人體抗病能力減弱。

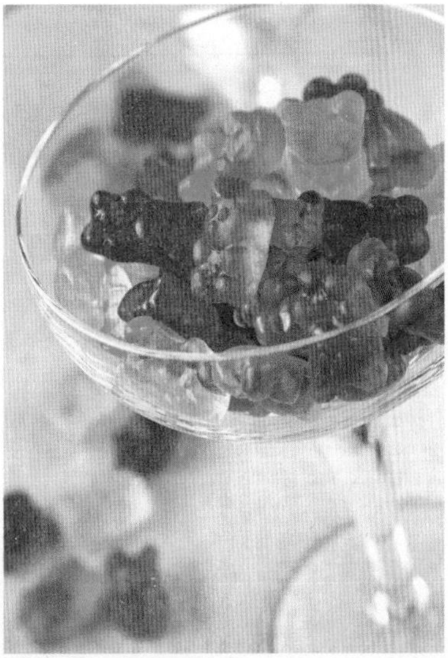

油炸食物

許多市面上的油炸雞腿、雞排及各種油炸的飲食，絕對是長壽人士應該遠離的食物。各種油炸食物的含油脂量很高，經常食用會導致胃腸的消化系統出現障礙，進而導致消化不良症狀，使人體易出現便祕症狀。

長壽飲食生活什麼時候開始最好？

許多人以為保養與保健是老年人的專利，殊不知，唯有趁年輕養成正確的長壽飲食生活與習慣，才能提早打造健康長壽的體質，讓人越老越快活，享受輕鬆無負擔的長壽人生。

為什麼說長壽人生的飲食計畫應該越早實施越好呢？這是因為，人體在二十歲以後就開始明顯發生老化現象了！以下人生幾個階段的老化程度，可以讓你明白，提早實施長壽飲食是不無道理的！

- 人體從二十歲開始老化的部分：大腸、胸腺、喉嚨、心臟、動脈系統、肌肉。
- 人體從三十歲開始老化的部分：指甲、膀胱、輸尿管、腎臟、胃部、氣管、食道。
- 人體從四十歲開始老化的部位：耳鼓膜、毛髮、靜脈、軟骨、骨骼。
- 人體從五十歲開始老化的部位：皮膚、紅血球、牙齒、肌腱。
- 人體從六十歲開始老化的部位：眼角膜、神經系統。

從以上各階段的老化發展進度可得知，延緩衰老與保健身體並非是老年人的專題，追求長壽人生的保健，應該是從二十歲就應該開始了！

人在一出生時，擁有的是健康純淨生命與身體，我們不應該也不能任由各種環境壓力，以及自己的疏忽、不正確的生活習慣，將美好的生命與健康身體予以傷害摧毀。

珍惜生命，愛惜自己，就是愛父母與家人的最好表現。每個人，都應該趁著年輕，好好地為自己打造一個長壽飲食的生活計畫！

大家不妨以十年為一單位，有計畫性地為自己的健康制定各種需要注意與鍛鍊的計畫。這與你的工作目標是一致的，不妨將提高個人免疫力作為人生中重要的營養目標。以下是各階段需要注意的重點。

二十至三十歲

此階段為人生起步期與開始衝刺期，約為學生步出校門的準備期與就業新鮮人的衝刺期，同時，此階段也面臨了人生的重要選擇，此階段的人能承受較大的社會

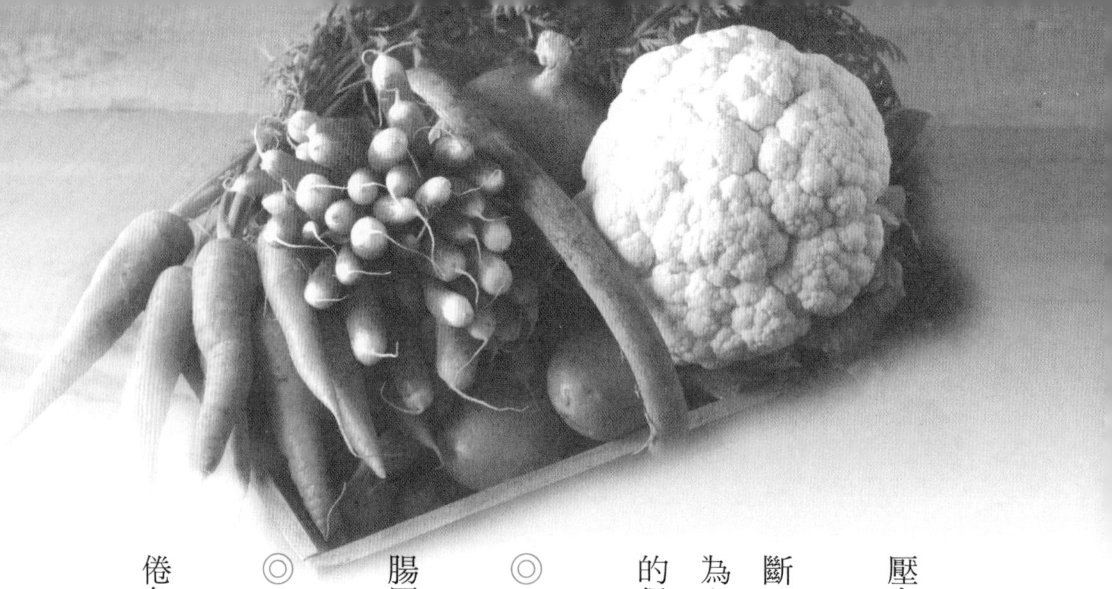

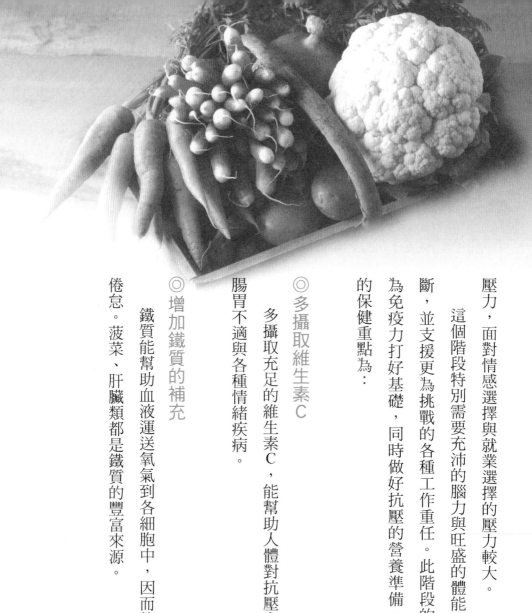

壓力，面對情感選擇與就業選擇的壓力較大。

這個階段特別需要充沛的腦力與旺盛的體能，來幫助進行各種判斷，並支援更為挑戰的各種工作重任。此階段的保養計畫重點，即為免疫力打好基礎，同時做好抗壓的營養準備。此階段所需要注意的保健重點為：

◎多攝取維生素C

多攝取充足的維生素C，能幫助人體對抗壓力，避免引起感冒、腸胃不適與各種情緒疾病。

◎增加鐵質的補充

鐵質能幫助血液運送氧氣到各細胞中，因而能有效防止人體疲勞倦怠。菠菜、肝臟類都是鐵質的豐富來源。

◎多補充含鎂的食物

鎂營養素能舒緩神經緊張，改善情緒，防止精神暴躁，還能預防與減低偏頭痛產生。香蕉、堅果類與全麥類的食物都是含鎂較高的食物。

三十至四十歲

這個階段是人生的發展期，一般人大都對事業與家庭的投入更高。因此，此階段更需要有效提升腦力的維護，並注重精神的調養，同時也要注重營養補充均衡，如此才能平衡與支持人們致力於事業工作上所消耗的體能與精力，而能有效保持衝刺事業所需的活力與體能。在這個階段所需要注意的保健重點是：

◎多吸收鈣質

過了二十歲以後，人體的骨質密度就會開始降低。因此到了這個階段，即需要加強補充鈣質。如此就能防止未來中老年階段的骨質疏鬆症狀。選擇各種低脂肪的乳製品來補充鈣質，是不錯的選擇。

◎多補充維生素群

充足與平衡的維生素群營養可以修護身體的細胞，使身體機能完善，並有助於平衡人體的新陳代謝能力。維生素群也能提高人體的免疫能力，避免過度工作與勞累，而引發出各種中年疾病。

四十至五十歲

人體到了四十歲以上，身體的免疫力便開始走下坡。在此階段，人們普遍承擔家庭、工作與社會的重擔，在三種壓力之下，許多人因承受龐大壓力的困擾，經常會出現失眠、睡眠障礙、疲勞、精神緊繃、食欲不振等症狀。由於免疫力的維持需要依賴人體的飲食營養補充，來幫助調節人體的機能，所以這個階段所需要注意的保健重點有：

◎多攝取含有高纖維的食物

高纖維的食物能促進脂肪代謝，並可抑制膽固醇被人體消化吸收，能有效防止中年肥胖或膽固醇過高引發的各種疾病。膳食纖維可從各種蔬菜、水果、豆類與五穀雜糧中攝取。

◎少喝咖啡與高脂肪食物

咖啡中的咖啡因容易導致血管擴張，而引發心血管疾病；高脂肪的食物則會導致膽固醇過高，會讓血管堆積髒污物質，引發血管阻塞的疾病。過了四十歲以後，這兩類食物要絕對節制。

◎維生素群食物

含有各種維生素群的食物，能幫助調整外界加諸於身體與精神的各種壓力，能提高人體的應變力與彈性，也能有效舒緩身體與心理的疲勞感。

五十至六十歲

人們到了這一階段，視力與身體機能開始出現大幅度的衰退，許多人也在此時從職場上退休下來。由於工作重擔減輕，人生重心也跟著調整，內在心理的調適工作也就顯得更為重要。這個階段的保健重點，應該放在持續保養免疫力機能，同時要著重心臟的保護、骨骼的加強保養，同時也要多注重心理情緒的穩定。在這個階段所需要注意的保健重點是：

◎多攝取豆類與豆製品

女性面臨停經的階段，骨質疏鬆的問題將會浮現。多補充含有雌激素的豆類與豆製品，能防止骨密度降低。豆製品對於男性的骨骼保健也同樣有強大的助益。

◎胡蘿蔔素與抗氧化物

此階段人體的器官免疫力將出現大幅度衰退，人體更容易罹患感冒或遭受病毒入侵的風險。這時多補充胡蘿蔔素營養與各種抗氧化物，能增強人體的抗病毒能力，有助於防止自由基在體內氧化作怪，並增強人體的抗病能力，預防慢性疾病與癌症。

六十歲以上

人們到了六十歲以上，算是真正邁向人體生理上的老化階段，此時身體的體能將逐漸減弱，肺活量也大幅度下降，關節會逐漸出現僵硬現象，動脈逐漸變厚，血壓比年輕時升高，大腦對於事物的反應也變慢與遲鈍，胰臟功能也會退化。此階段的保健重點，將著重在保健大腦、保護心血管健康，同時保護胰臟健康，防止糖尿病發生，也要加強骨骼的保健，預防骨折發生。這個階段所需要注意的保健重點是：

◎飲食清淡柔軟的高纖維飲食

多攝取清淡且高纖維的飲食，選擇柔軟且易於咀嚼的食物，能增強人體的代謝能力，防止不當飲食對於人體所

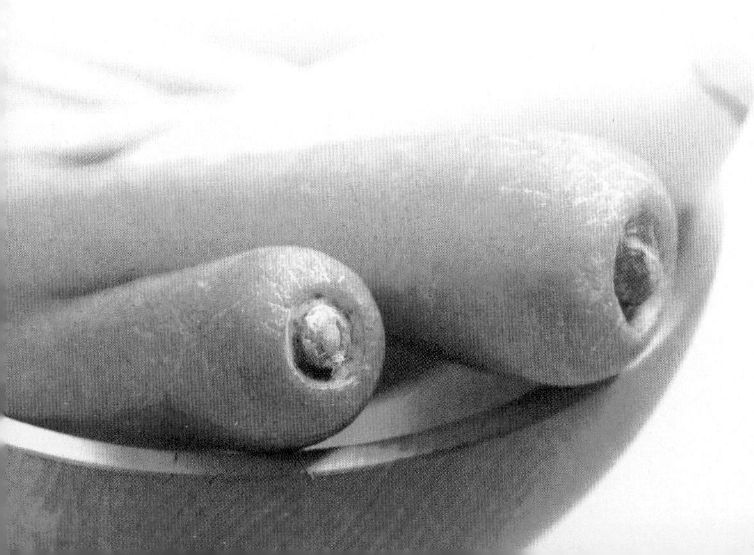

造成的負擔。

◎多咀嚼食用堅果

每天適當攝取堅果類飲食，並養成多咀嚼的習慣。堅果是很優越的健腦食品，老人適當的攝取堅果，能提高大腦的反應力，防止記憶衰退。多咀嚼也能刺激大腦的功能，防止老年癡呆症狀發生。

◎節制糖分的攝取

這個階段應該特別留意胰臟的保養，糖分應該多加節制。避免糖分攝取過高，增加胰臟的負擔。

Part 3

抗衰老飲食對症篇

大腦活力革命

由於大腦司掌人體重要的思維、記憶、判斷、分析、語言等重要工作，所以大腦的健康將影響人們的生活品質，也能確保工作能順暢進行。

受到人們不正確的飲食習慣、壓力過大或營養失衡等原因影響，人們經常在中年階段就面臨到大腦記憶力衰退低下的現象，許多人更發現，隨著年齡的增長，反應力變得更為遲緩，分析能力也不如從前。

然而，大腦老化的現象是可以改善與補救的。由於大腦每日消耗的能量龐大，因此若能及時提供補充大腦的各種營養——氧氣、糖分、維生素、蛋白質、微量元素，及時在日常生活的飲食中調配有益於大腦的飲食，再搭配刺激與鍛鍊大腦的各種運動練習，必定能幫助改善大腦的健康。

大腦是人體最為重要的器官，沒有大腦的健康，也就沒有人體的整體健康。大腦的保養，從來都不嫌遲，若能從年輕階段就開始有計畫性的保養大腦，必定能在中老年階段也可以擁有活躍靈敏的大腦品質。從現在起，好好正視你的腦部保養工程吧！

讓大腦年輕的五種營養素

◎蛋白質

蛋白質是參與製造大腦細胞的重要營養原料，其中又以優質蛋白與八種必需氨基酸（異白氨酸、亮氨酸、雜氨酸、蛋氨酸、苯丙氨酸、羥丁氨酸、色氨酸及纈氨酸），能有助於強化腦血管的功能。卵磷脂又是構成大腦細胞的核心元素，多補充卵磷脂，能有助於提升腦部記憶力，幫助腦部思維力活絡年輕。

含豐富蛋白質的食物有雞蛋、大豆、牛奶、起司、優酪乳、豆漿、豆腐、豆製品等。

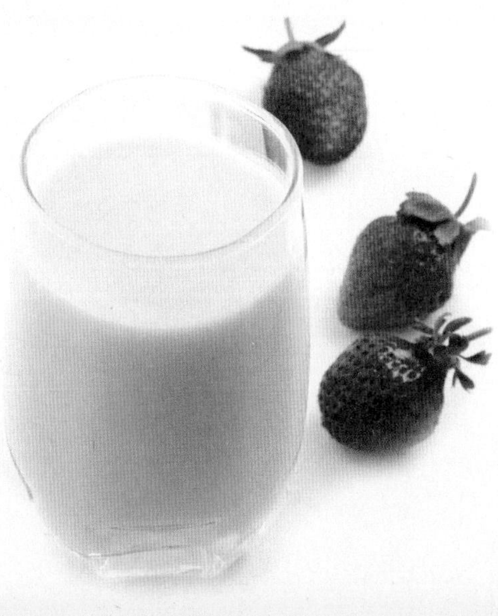

◎維生素B群

維生素B群主要司掌大腦的活力，能促進大腦的血液循環，有助於消除疲勞，還有減壓與鎮定情緒的功效。維生素B群的營養，能提升腦部活力，也能促進大腦的思維能力，並增強大腦的工作效率。

維生素B_1能參與糖分與蛋白質的代謝，能夠增進食欲，並幫助大腦利用血糖產生能量，使大腦更有效率地地工作。維生素B_6則可以維持腦部細胞的正常功能，幫助腦部產生能量。

含豐富維生素B群的食物有花生、紫菜、酵母、蘑菇、雞蛋、牛奶、豌豆、蠶豆、紅豆、綠豆、糙米等。

◎鋅與錳

各種重要的微量元素也是保護大腦的重要能源。鋅是促進大腦發育的重要物質，特別對於發育中的兒童大腦具有補益的功效。鋅也能提升與活絡中老年人的腦細胞功能，具有延緩衰老的成效。另一個保護大腦的微量元素是錳，錳能提高人體大腦的記憶力，使大腦賦活，充滿靈活的思維能力。

含豐富鋅的食物有酵母、蛋黃、核桃、南瓜籽、大豆、水果、白蘿蔔、茄子、白菜、葵花籽、穀類等。含豐富錳的食物有粗糧、豆類、核桃、花生、葵花籽、芝麻、茶葉等。

◎葡萄糖

大腦每天需要消耗的熱量約有五百大卡，這才足夠應付每天繁忙的思考、工作與各種記憶事務。而大腦在進行各種思維活動與記憶活動時，所需要的能量來源就是葡萄糖。當我們感覺疲勞與暈眩時，往往是因為大腦獲取的營養不夠，導致大腦功能低下。若要充分補腦健腦，給予腦部源源不斷的葡萄糖營養素是必要的。由於大腦無法積存葡萄糖，所以必須透過經常補充葡萄糖來提供大腦熱量。

含豐富葡萄糖的食物有蜂蜜、水果、米飯、全麥麵包、砂糖等。

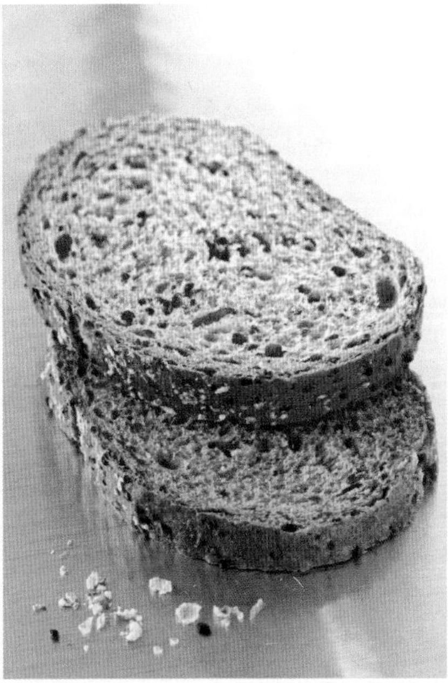

◎維生素E

多補充含有抗氧化物的營養食物，能積極的預防老年痴呆症。自由基在體內大量發生氧化現象，是導致老年癡呆症的主要原因。若能攝取充足的抗氧化物營養，就能對抗自由基在體內氧化，有助於預防老年癡呆症狀的發生。維生素E就是一種優越的抗氧化營養，能預防腦疲勞，還能促進腦部的活力。

含豐富維生素E的食物有小麥胚芽油、五穀雜糧、番薯、黃豆、花生、芝麻、萵苣、菠菜、豌豆、青豆、荷蘭芹、雞蛋等。其他含抗氧化物營養的食物有胡蘿蔔、菠菜、紅棗、青椒、葵花籽、杏仁、菠菜、高麗菜、洋蔥等。

◎膽鹼

膽鹼也是構成大腦細胞的重要營養素，多攝取膽鹼也能有效預防老年癡呆症狀。

含膽鹼豐富的食物有豆類、豆漿等。

◎維生素C

維生素C對於保持大腦的認知能力具有卓越的貢獻能力，可促使大腦細胞功能

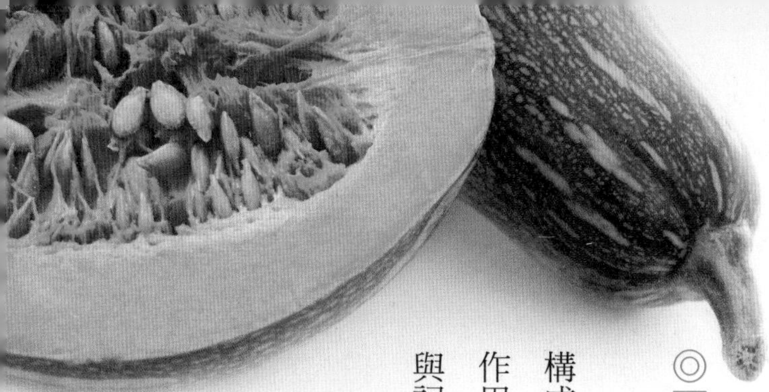

靈敏，提高大腦蛋白質的功能，並促使腦細胞興奮。同時，維生素C也能有效提高大腦的記憶能力。建議要能有效保護大腦，應該每日補充足夠的維生素C營養，來保證大腦細胞的靈活。

含豐富維生素C的食物有蘋果、芹菜、馬鈴薯、水梨、奇異果、白蘿蔔、冬瓜、絲瓜、菠菜、芥蘭菜、花椰菜、草莓、檸檬、番茄、柳橙、西瓜等。

◎不飽和脂肪酸

構成大腦細胞的物質中，有百分之六十是不飽和脂肪酸，不飽和脂肪酸可說是構成大腦細胞的重要營養原料，充足的不飽和脂肪酸對於大腦神經系統具有保護的作用。充足的攝取不飽和脂肪酸，能增強大腦神經細胞的活動，並有助於提高學習與記憶能力。

含豐富不飽和脂肪酸的食物有核桃、芝麻、杏仁、葵花籽、南瓜籽等。

能提供大腦能量的六種食物

◎雞蛋

雞蛋是優質蛋白質最豐沛的來源。雞蛋中含有豐富的卵磷脂，能促使大腦增加膽鹼的釋放，幫助增加記憶能力。

雞蛋中的蛋黃是補腦的精華成分，蛋黃中含有卵磷脂、三酸甘油酯、蛋黃素與膽固醇。雞蛋並含有膽鹼，這是幫助大腦完成記憶的必需營養，多攝取雞蛋能有利於維護大腦的健全發展。雞蛋中還含有維生素和鈣、磷、鐵等，能促進大腦進行新陳代謝，保持大腦活力。

◎黃豆

黃豆中含有大腦必需的優質蛋白質與八種必需氨基酸，多補充黃豆，將能發揮補腦健腦的優異功效。黃豆也含有豐富維生素、礦物質與卵磷脂，它們都是參與大腦運作思維的重要營養素。

黃豆中的脂肪酸約有百分之八十五是不飽和脂肪酸，它能提供大

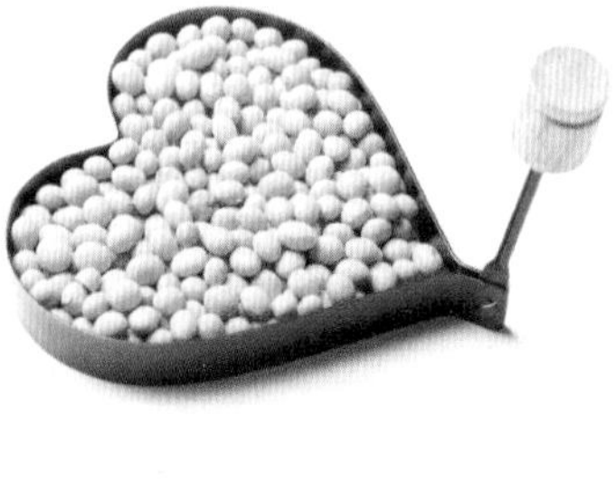

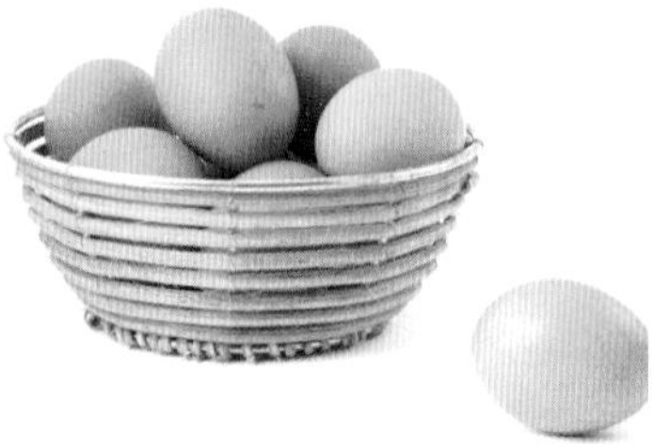

腦新陳代謝所必需的能量，同時又能幫助降低血液中的壞膽固醇，能有效保護心腦血管。

◎核桃

核桃也是補腦的優質食物，核桃中含有百分之四十至五十的亞麻油酸，這是一種不飽和脂肪酸，能提供大腦充沛的營養。亞麻油酸也能有助於代謝血管中的廢物，使腦血管清澈通暢，還有助於提升腦部的功能。

核桃也是大量維生素B的來源，能有助於消除腦部的疲勞，幫助舒緩腦部的緊張狀態，提高大腦的思維效率，同時也能改善失眠症狀。

核桃蘊含豐富卵磷脂成分，這是構成大腦細胞的重要原料，能完好的保健大腦的神經功能。對於經常用大腦的腦力工作者來說，核桃是相當有助益的補腦食品。

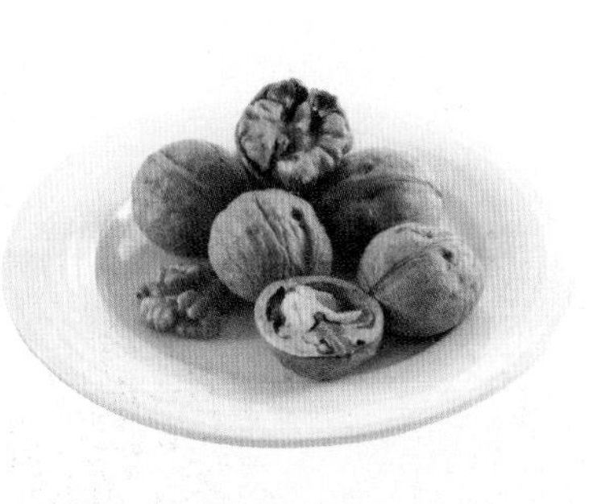

◎全麥麵包

全麥麵包中含有豐富的碳水化合物，它能提供給大腦勞動時所必需的營養能量，全麥麵包中還含有調節情緒的色氨酸，大腦吸收色氨酸後，能保持心情愉悅平穩，有利於調節壓力，幫助舒壓。

◎香蕉

香蕉中含有豐富的碳水化合物，能提供大腦充沛的能量，同時也是一種使人心情愉快的食物。

香蕉中擁有色胺酸和維生素B_6，能夠幫助大腦製造血清素，香蕉對於人的大腦能夠促進成功的意識，這種成功的意識，就是一種使人樂觀與積極向上的意識，能夠使人忘卻悲觀。

◎菠菜

菠菜有助於防止腦部細胞衰老，由於菠菜中含有大量的抗氧化劑，因此能夠有效促進腦細胞的生長與繁殖，幫助抗衰老，有效刺激大腦的活力。

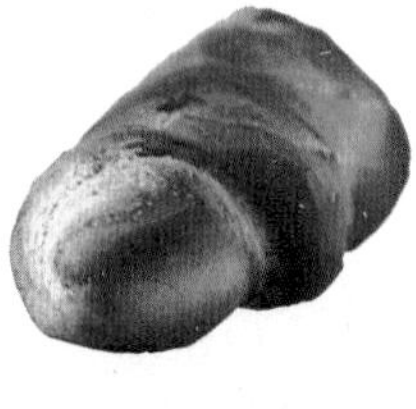

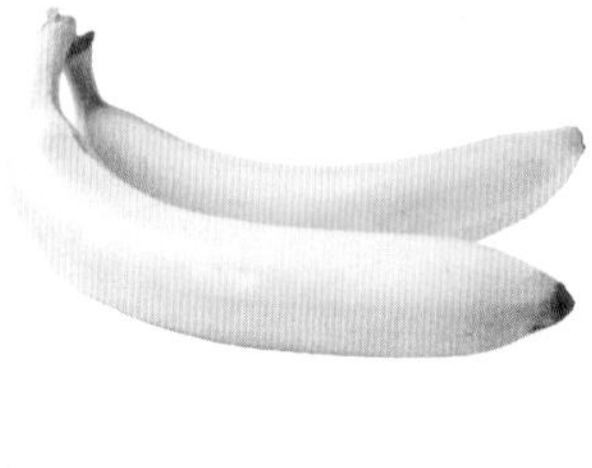

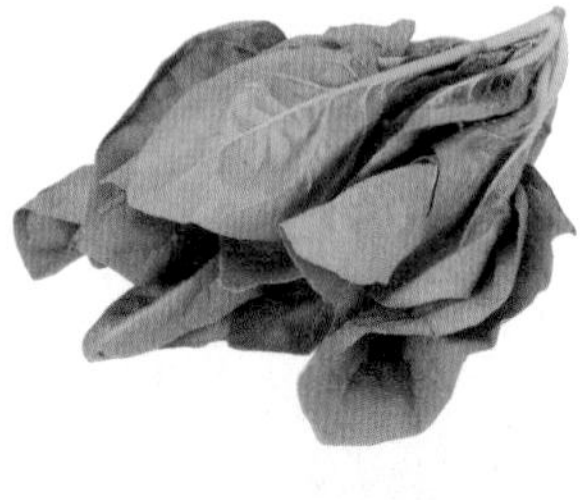

強健大腦的飲食生活

◎嚴禁食用反式脂肪酸食物

反式脂肪酸對於大腦細胞的健康將會產生侵害，各種人造奶油、加工油炸食品、油炸餅乾等重油食品，都應該盡量少食用。

◎避免食用過氧化脂質食物

許多油炸食品在室溫久放或重複使用同樣的油品炸製食物時，即容易導致氧化現象，產生過氧化脂質。如果長期攝取此類食物，會導致過氧化脂質在體內的堆積，使得人體代謝酵素系統受到損傷，大腦就會出現衰老，並容易罹患老年癡呆症狀。

含過氧化脂肪的食物有燻魚、燒鴨、燒鵝等，以及泡麵與各種油炸脆餅類等油炸加工食品。

◎積極用腦能強化大腦健康

建議在日常生活中多鍛鍊大腦，讓大腦持續地參與進行各種鍛鍊活動。大腦中有數量驚人的神經細胞，如果能在日常生活中持續養成用腦的習慣，將有利於鍛鍊大腦活動，使大腦越來越聰明靈活。積極用腦的活動包括有閱讀、寫字、看報紙、繪畫、下棋等活動。

為什麼勤於鍛鍊大腦，能幫助大腦活絡呢？大腦就如同機器一樣，過度地操勞它卻不維護，就會讓它受損，若閒置不用，也會日漸生鏽。這是因為積極用腦時，大腦會獲得足夠的訊息刺激，使大腦細胞越來越發達，如此就能延緩老化的發生。

◎避免飲食過於油膩

有效保健大腦的飲食課題，還包括應該實施清淡的飲食習慣。油膩的飲食不容易消化，需要動員更多大腦的血液集中到腸胃，來幫助消化器官進行消化，如此會導致腦部血液含氧量不足，無法發揮大腦功能。其中油炸類與高脂肪類食物，最容易為大腦帶來負擔。

◎強健大腦的梳頭按摩法

中國養生古法有一種梳頭按摩法，對於健腦很有助益。如果用腦過度，或擔心腦力耗損的腦力工作者，不妨採用此法，每天進行梳頭按摩，將有助於提高腦部的健康。

按摩方法是以雙手手指梳頭，由頭部上方往下梳，每天早晚各梳一次，每次梳約兩百下。也可以使用梳子梳頭，選用梳齒較稀疏的為佳，每次梳約一百下即可。

◎腦部衰老的咀嚼運動

經常多咀嚼可以幫助延緩衰老，因為當人們開始咀嚼時，會有新的記憶儲存在海馬細胞（Hippocampus）裡，這種海馬細胞是司掌大腦記憶的重要細胞。若不經常刺激海馬細胞，人的記憶力就容易退化，久而久之就會形成痴呆。因此，不要抗拒各種食物的咀嚼，多咀嚼食物不僅幫助消化，還有效地幫助刺激腦部，防止老年癡呆症的產生。

早安！體內抗老化運動

現代人之所以容易出現各種慢性疾病與文明疾病，主要是因為人體內部受到了各種毒素的侵襲，導致身體出現「生鏽」現象。這些毒素包括有自由基，它會持續侵襲身體細胞，導致身體持續氧化破壞；此外，還有壞膽固醇、內臟脂肪、疲勞乳酸物質以及宿便，當這些有害物質在身體持續作惡、增加時，人體就會逐漸出現老化現象，身體也將頻頻出現狀況。

身體老化有哪些徵兆？

身體出現老化時，初期會有疲勞想睡覺、情緒低落、大腦昏沉等症狀。若身體長期受到毒素的毒害，沒有得到適當的調節與代謝排出，會影響營養物質的攝取，在代謝失衡的情況下，會逐漸損害內臟組織，使內臟各器官的功能逐漸減退，因而使人提前衰老。

保持身體全面性的年輕，就是抗老化的主要任務。

乳酸也會導致身體中毒

當我們身體長期處於疲勞狀態，如過度加班熬夜，或旅行、長時間運動等，都容易在身體內部產生乳酸物質。這種乳酸物質在體內累積一段時間後，會使得身體內部的血液呈現酸性狀態，到達一定量後，人體會出現非常疲勞的現象，並可能有腰痠背痛與全身乏力的症狀。

人體必須每天適當地為自己身體所產出的疲勞乳酸物質進行消除的動作，也就是清除毒素，因為乳酸物質不及時消除，就會在身體中不斷地累積，最後會破壞身體免疫系統，使得人體的抵抗力下降。

疲勞雖然看起來只是生活中的一種小症狀，卻無法輕忽，因為過於疏忽疲勞，最終往往會付出莫大的代價。

使身體年輕的五種營養素

◎核酸

核酸是使人體年輕的重要營養素，人體若長期缺乏核酸，會導致細胞的染色體改變，使得衰老症狀提早到來。核酸能延緩衰老，防止氧化發生，有助於消除老人班，也能防止皮膚皺紋的發生。

含豐富核酸的食物有花椰菜、菠菜、蘑菇、蘆筍、芹菜、豆類、白木耳、蜂蜜等。

◎胱氨酸

胱氨酸是一種對人體有高度助益的氨基酸營養，它最大的功能是發揮抗衰老功效，並有效保護人體免受自由基的侵害。重金屬、菸酒、環境中的化學輻射物與電子輻射物等，會導致人體產生有害的自由基，胱氨酸即能有效提高人體的防護能

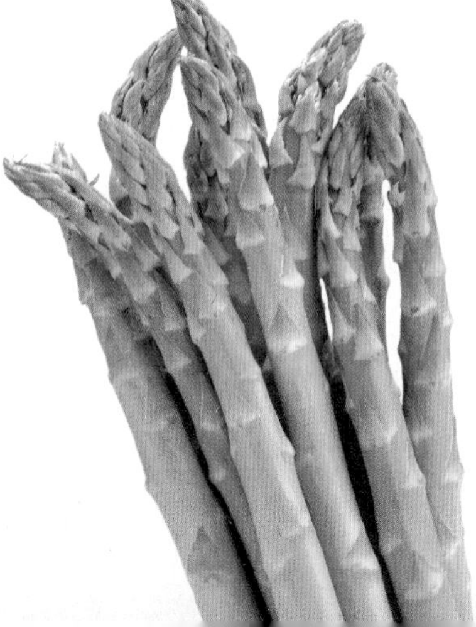

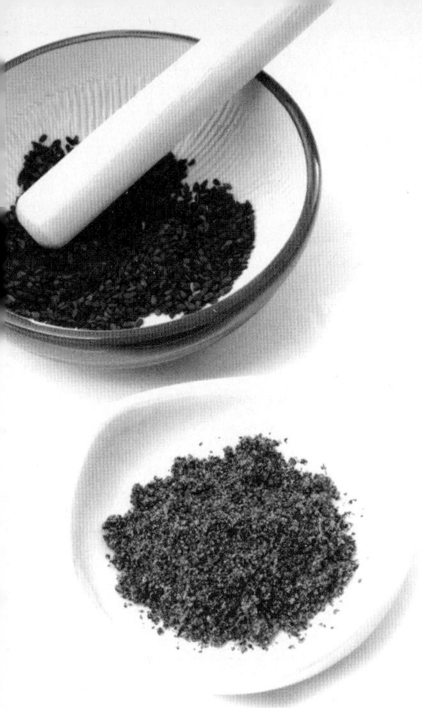

力，免受自由基的侵襲。

含豐富胱氨酸的食物有缸豆等。

◎多酚

要能有效對抗氧化的發生，最好能在平日養成多攝取抗氧化物營養的習慣。多酚化合物就是一種優越的抗氧化物，它存在於蔬果植物或穀物的外皮中，是造成食物顏色、香味、澀味、苦味的重要成分。

多酚最優異的功效就是抗氧化作用，能阻斷血液中的膽固醇發生氧化，也能積極的預防動脈硬化症狀。

眾多的多酚化合物中，最為人熟知的就是紅葡萄酒，還有綠茶中的兒茶多酚，也是很有名的多酚化合物。

含豐富多酚的食物有洋蔥、蘋果、黑芝麻、蕎麥、生薑、大豆、可可、巧克力、咖哩粉、綠茶、咖啡、紅葡萄酒、黑豆等。

◎維生素E

維生素E被稱為「青春的維他命」，可說是一種天然的抗氧化劑，能阻止自由基破壞機體，有助於抗氧化作用的發生。維生素E也能發揮優越的解毒功效，提供免疫系統必要的營養，強化免疫系統的排毒能力，有利於延緩身體的老化現象。

另外，天然維生素E有促進細胞分裂、延緩細胞老化、防止皮膚病變的功能，還有防止腦功能衰退所引起的老人癡呆症症狀。

含豐富維生素E的食物有花生、南瓜、葵花籽、橄欖油、芝麻、杏仁、蜂蜜、花生油、葵花籽油等。

對抗老化的推薦食物

◎蜂蜜

蜂蜜豐富香甜豐美的滋味，早已經成為許多人最喜愛的日常飲品。蜂蜜也是豐富維生素B群的來源，能使人充沛有活力。其所含有的優質蛋白質，對人體具有滋補的效益，同時蜂蜜也是

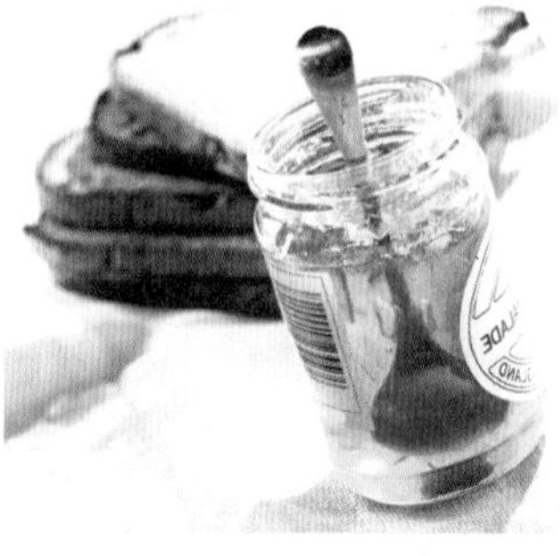

鉀、鈉、鐵質的來源。因為蜂蜜含有豐沛的維生素E，是優越的抗氧化物，能對抗自由基對人體細胞的侵襲，還能幫助修復受損的細胞，防止身體老化，是極優越抗衰老保健食品。

◎葡萄酒

紅葡萄酒是典型的多酚類食物，紅葡萄酒中含有的花青素與單寧物質，在抗氧化方面具有優異的預防效果。葡萄酒中的多酚物質，還能抑制體內的膽固醇，有效防止動脈硬化，並能預防癌症。

◎葡萄

多攝取葡萄也能幫助人體抗氧化。葡萄中含有單寧酸、脂肪酸、水溶性維他命B、多種礦物質等營養素，具有優越抗氧化能力，能消除自由基，有利於阻斷致癌物質的形成。多吃葡萄也能減緩皺紋產生，是天然的抗衰老食物。

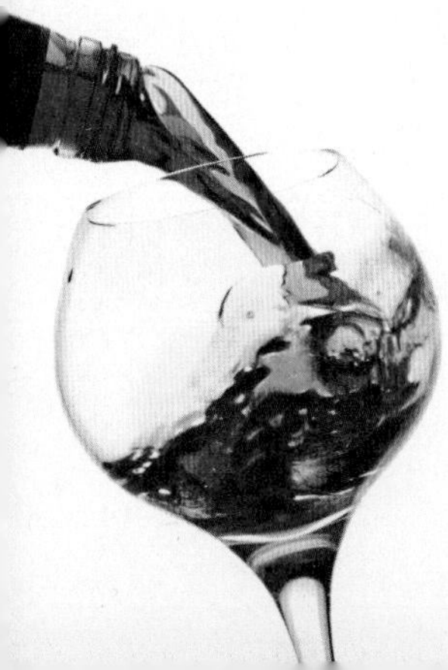

◎芝麻

黑芝麻中維生素E的含量是植物性食品的冠軍，這意味著，芝麻具有非常優異的抗氧化能力，能保護人體免受氧化的侵襲，並可使人體保持在活力青春的狀態。多食用芝麻，能促進人體的細胞分裂，可清除體內衰老物質——游離基（Free Radical，即自由基），發揮抗老與延年益壽的功效。

◎豆類

豆類外皮中含有黃酮類化合物，是一種威力強大的抗氧化物。多食用豆類，能幫助清除身體中的自由基，幫助消除致癌物。豌豆、四季豆、菜豆、紅豆、綠豆、黃豆、黑豆等，都是可以多選擇食用的抗氧化食物。

◎玉米

玉米也是抗老化的優質食物，含有微量元素、鎂等元素，能抑制腫瘤細胞的生

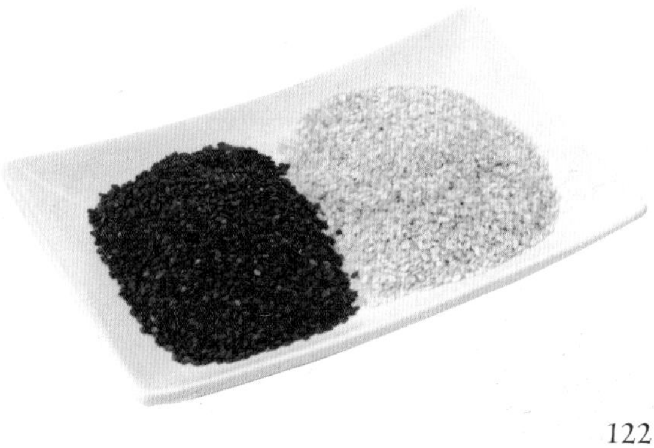

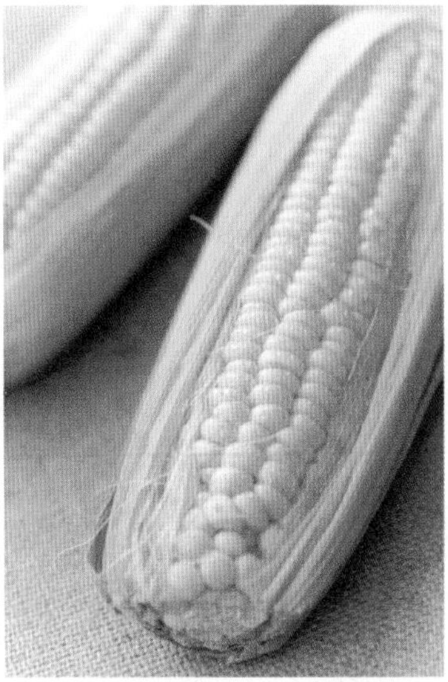

長，對治療癌症有一定的輔助作用。玉米還可抑制抗癌藥物對人體產生的副作用。玉米中的玉油酸、卵磷脂、維生素E、膳食纖維等，有助於防止血管硬化、降低膽固醇。新鮮玉米中大量含有的天然維生素E，有促進細胞分裂、延緩細胞老化、防止皮膚病變的功能，還有延緩人體衰老、防止腦功能衰退所引起的早老性癡呆等作用。

抗衰老的長壽飲食生活

◎每天飲用醋

每天適量地喝一些水果醋或米醋，能有助於清除身體的乳酸物質，幫助身體維持弱鹼性，防止體內生鏽，保持身體的活力健康。

將醋加入溫開水調勻，每天飲用約三十毫升，即能消除身體內部的乳酸物質，幫助調節體質。

◎每天早晨一杯熱檸檬水

長期在人體內堆積的疲勞乳酸物質，如果沒有經常代謝排出體外，乳酸物質便會影響人體的代謝，長期下來，就會使身體生鏽氧化。

每天早晨起床喝一杯熱的檸檬水，便能有助於清除體內的疲勞乳酸物質，幫助排毒、解毒，使身體保持弱鹼性。檸檬是鹼性的食物，有助調和人體的酸鹼度，有效保持身體的活性。

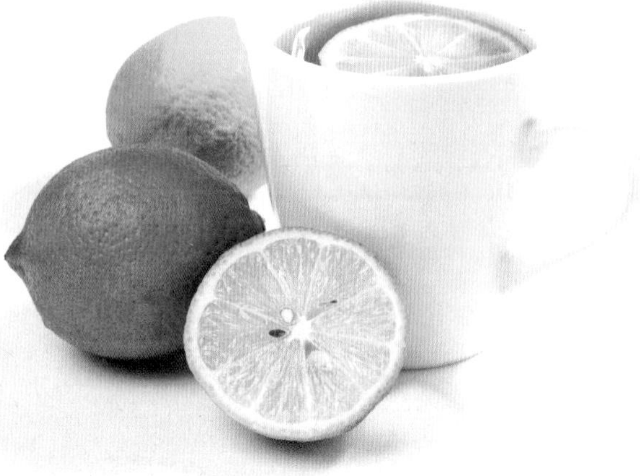

強化骨骼，喚醒活力好筋骨

骨骼的保健是長壽人生的重要保養課題，許多人以為保養骨骼是中老年人才要關心的事，其實人體在任何年齡階段都有可能面臨缺鈣的問題，其中又以兒童與老年人更需要多補充鈣質營養。

必須正視的鈣質流失問題

人體中的鈣質主要存在於骨骼與血液中，其中約有百分之九十九用來製造骨骼，僅有百分之一的比例存在於血液中，稱為「血清鈣」。

骨骼鈣質與血清鈣質之間的比例必須長期維持平衡，否則一旦血清鈣質缺乏時，骨骼中的鈣質便會脫離到血液中，以維持血液中鈣質的平衡。若長期鈣質不足時，就會引發各種疾病。

人體從二十歲開始，骨骼的總重量即以每年百分之一的速度在遞減。人體到了五十歲，骨骼就已經減輕約百分之三十，因此，骨骼的保養必須從年輕時就開始維護。

如果兒童階段的鈣質攝取不足，就很容易出現厭食、毛髮稀疏，青少年甚至容易出現骨骼發育不良或視力障礙等症狀。長期缺鈣者，老年人則容易引發骨質疏鬆症狀，甚至引發高血壓、糖尿病與老年癡呆症。

補鈣行動強化骨骼健康

人體在任何階段，都應該注重骨骼的保養任務。不過，人生中有兩大骨骼保養的黃金期，若能在此重要階段特別加強骨質的保護，就能保證在中老年階段時，依然擁有良好強健的骨骼品質，值得你的注意與把握！

◎青春期

青春期是人體骨骼快速發育的階段，由於此時男性與女性均會大量分泌青春激素，使人體對於鈣質的吸收率高達百分之五十，也會加速強化骨骼貯存鈣質的能力，因此若能利用此階段多補充優質的鈣質營養，將能影響人體一生的骨骼健康。

◎三十五歲的成年期

這是人體骨骼骨質量發育的最高階段，這時若能多補充鈣質營養，將能有效預防更年期的骨質流失症狀。

增強骨骼的營養素

◎鈣

鈣質是製造骨骼的重要營養原料，若能攝取充足的鈣質，即能幫助促進骨骼的生長，並增強骨質的密度。因此，鈣質的攝取可說是人體一生持續的營養課題。

趁年輕時積極攝取鈣質，便能防止中老年後出現骨質疏鬆症狀。所以，最好從青少年時期就養成攝取鈣質的習慣，每天攝取的鈣質含量

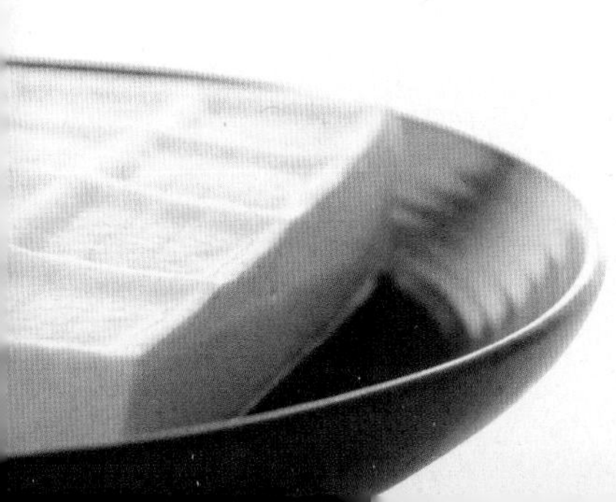

最好在六百毫克到一千二百毫克之間。懷孕、哺乳與更年期女性最好每天攝取鈣質量為一千二百毫克。

含豐富鈣質的食物有燕麥、芝麻、沙丁魚、小魚乾、蝦皮、牛奶、黃豆、豆製品、小麥胚芽、深綠色蔬菜等。

◎鎂

人體保健骨骼時，不僅要攝取充足的鈣質，也應該攝取充足的鎂質，因為鎂質能促進鈣質的吸收。人體內鈣質與鎂質的比例為二比一時，能最有利於鈣質的吸收與利用。

含豐富鎂質的食物有黃瓜、南瓜籽、葵花籽、黑麥、小米、大麥、小蝦、龍蝦、金槍魚、花生、腰果、杏仁等。

◎維生素C

維生素C可以促進鈣質的吸收，同時也能加強骨骼的增長期。建議平常將含有維生素C的飲食與蔬菜一起食用，如綠色蔬菜加上水果打成的蔬果汁，豐沛維生素

C的水果加上優質的蔬菜鈣質共同參與，即能促進鈣質更好地被人體的小腸消化吸收。

含豐富維生C的食物有蘋果、芹菜、奇異果、白蘿蔔、冬瓜、絲瓜、花椰菜、草莓、檸檬、番茄、柳橙等。

◎維生素D

維生素D也是強健骨骼的重要營養素，充足的維生素D能促進鈣質的吸收，幫助使骨骼更為強健。

含豐富維生D的食物有牛奶、鮭魚、鮪魚等。

◎微量元素

多攝取鋅、鐵、錳、銅等微量元素，能有助於預防骨質疏鬆症狀，特別是錳元素，是更年期女性應該多補充的重要營養。錳能防止更年期前後鈣質的流失，有效預防更年期的骨質疏鬆症。

含豐富微量元素的食物有缸豆等。

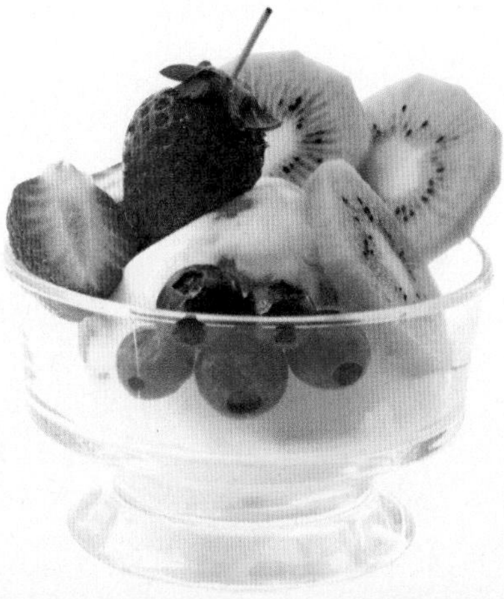

◎蛋白質

蛋白質是製造與修復肌肉與骨骼組織的必要原料，因此在保健骨骼時，千萬不能忽略蛋白質的補充。若人體缺乏蛋白質時，會出現骨骼與肌肉萎縮現象，也會導致兒童與青少年的發育遲緩。

含豐富蛋白質的食物有雞蛋、豆類、穀類、堅果類、牛奶等。其中豆類與豆製品是值得推薦的優質蛋白質來源。

◎雌激素

雌激素是構成成骨細胞與破骨細胞的重要成分，特別是更年期的女性，更應該多補充雌激素的營養。若能攝取充足的雌激素，則可以減少人體發生骨折機率達百分之五十。

含豐富雌激素的食物有黃豆、豆腐、山藥、苦瓜等。

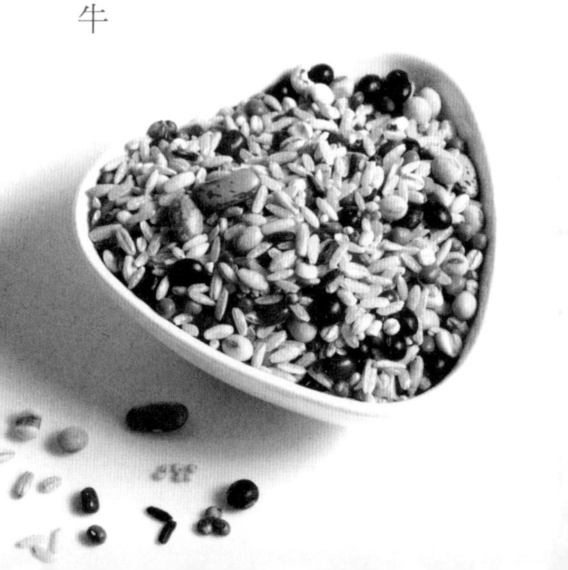

強健骨骼的推薦食物

◎牛奶

牛奶可說是鈣質豐沛的寶礦來源。僅五百公克的牛奶中就蘊涵著三百毫克的驚人鈣質，足見牛奶的優異補鈣能量。

牛奶也含有優質蛋白質，能發揮強健與修復骨骼的強大作用。牛奶也是多種豐富氨基酸、維生素與礦物質的來源，這些營養素均能促進鈣質的消化與吸收，使人體更容易吸收鈣質。

◎檸檬

檸檬最為人稱道的特質就是豐富的維生素C，但卻鮮少有人知道檸檬也是強健骨骼的佳品。

檸檬中含有豐富的鈣質與鉀元素，同時又因為含有豐富的維生素C，能有助於促進其他食物溶解出更多鈣元素，幫助人體更好吸收鈣質。除此之外，檸檬中也含有優

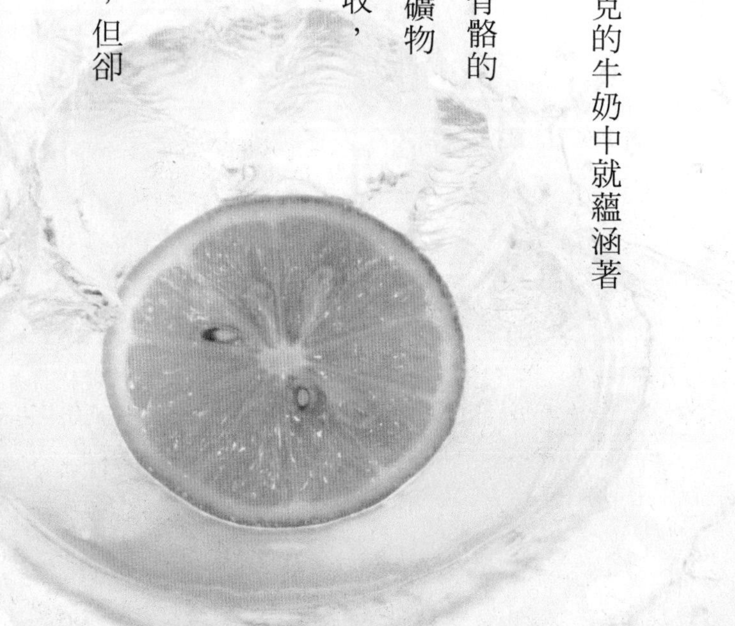

質的鎂元素，能促進鈣質與鉀元素的吸收。多喝新鮮檸檬汁，即能發揮補鈣與強化骨骼的保護作用。

◎豆腐

豆腐可說是保護骨骼的優質食物，豆腐中含有優質的植物蛋白質，且豆腐中的蛋白質接近人體必需的八種氨基酸，具有很高的營養價值，能補充與修復骨骼生長發育所需要的營養。

豆腐也是含鈣量豐富的食物，光是一百五十公克的豆腐，就含有五百毫克含量的鈣質，因此豆腐才成為補鈣的最好營養來源。豆腐的口感柔軟，容易消化，不僅老年人容易食用，也很適合兒童與青少年多攝取補充。

◎豆製品

豆製品中含有豐富的植物雌激素，若多食豆製品，便能顯著減少更年期絕經後症候群的發生。經常食用豆

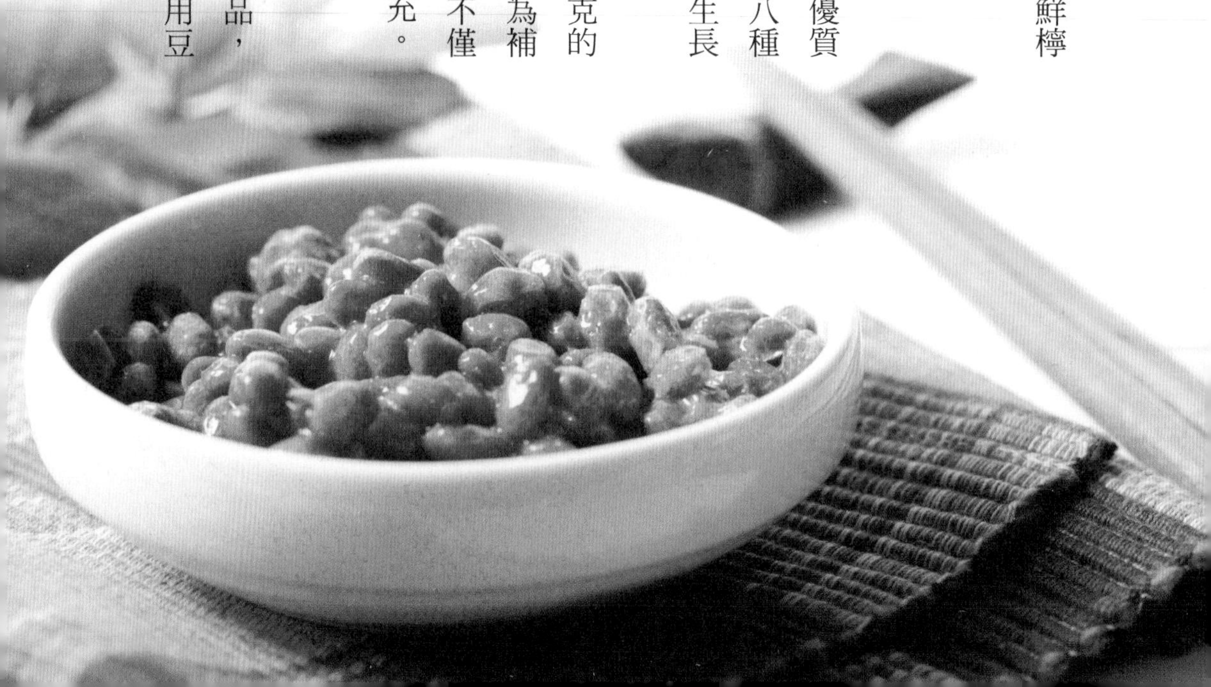

製品的女性，腰椎礦物質的含量與骨質密度都會有明顯的增加。

豆製品中的含鈣量也很豐富，能有效降低絕經後的骨質疏鬆症，以及避免骨質疏鬆所引發的骨折。

◎綠色蔬菜

綠色蔬菜是優良鈣質的豐富來源，多食用以下蔬菜，便能有效預防骨質疏鬆症狀，也能幫助減輕骨質疏鬆症狀：萵苣、黃瓜、芝麻菜、蔥、大蒜、西洋芹、番茄、小白菜、油菜、雪裡紅等。建議每天攝取的蔬菜量為四百至五百公克，由於蔬菜中的鈣質能很好的被人體所吸收，因此建議老年人與發育中的青少年多補充綠葉蔬菜，來達到體內鈣質量的充沛與平衡。

使骨骼健壯的飲食生活

控制高鹽分與高蛋白食物的攝取，即能保養骨骼的強健。如果體內含有過多的鹽分，便會導致體內鈣質流失，因而容易引發中老年的骨質疏鬆症狀。而過量的蛋白質也會使體內鈣質流失，所以平日飲食最好節制肉類的攝取量。

提高腸道代謝力，告別慢性病

人體所攝取的食物，經過消化系統消化吸收後，會形成老廢物質與糞便，並由大腸排出體外。然而，若因為各種因素，導致糞便與老廢物質堆積在腸道中，便會引發腐敗，產生大量毒素，腸道因此會充滿有害細菌。無法改善腸道環境，堆積的毒素就會進一步透過血液循環，由血液循環至全身器官，這些毒素不僅會汙染血液，同時也會對於全身的組織細胞與器官造成危害。

腸道的健康就是全身人體的健康，若要追求長壽人生，絕對不可輕忽腸道的重要性。保持腸道的活力，提高腸道的代謝能力，絕對是值得一生關注的長期任務。

腸道代謝不良有致癌的危機

飲食不當、壓力與運動不足，是導致腸道異常，引發代謝不良的主要原因。

當人體粗纖維攝取不足時，會導致排便不順暢，增長糞便在腸道中停留的時間。若加上攝取的食物多偏重高蛋白與脂肪（這類食物的膽固醇含量較高），便容易產生致癌物質，致癌物質若長時間停留在腸道中，會不斷刺激腸黏膜，長久下來，便會引發腸癌。

壓力也會侵害腸道健康。如果人體經常承受龐大壓力，出現不安或緊張感時，將導致自律神經無法發揮作用，大腸會因為緊張而使得蠕動作用遲緩。如此，就很容易引發便祕症狀，出現排便困難的現象。

運動不足更是現代人腸道不健康的主要原因。大多數人平常上班時，習於久坐不動，導致運動量不足，腸道缺乏刺激，久了就會呈現疲乏現象，最終會導致宿便堆積，引發便祕症狀。

保養腸道是一生的課題，採取多蔬食少肉類的飲食習慣、多喝水、調整壓力源並養成運動的習慣，是保養腸道的最重要觀念。

使腸道通暢強健的六種營養素

◎膳食纖維

飲食的結構中應包含充足的膳食纖維，如此才能促進腸道的蠕動，使排便順暢。膳食纖維還能減少糞便在腸道中停留的時間，減少腸癌發生的可能。

含豐富膳食纖維的食物有五穀雜糧、芹菜、花椰菜、菠菜、芝麻、韭菜、白蘿蔔、豆類、蘋果、橘子、香蕉、山藥、牛蒡、海藻等。

◎酵素

酵素含量較高的食物，能有助於刺激腸道蠕動，幫助舒緩便祕症狀。消化酵素是維持人體腸道消化運作的重要物質，由於消化酵素只存在於低溫環境中，不容易在高溫烹調中存活。因此，只能透過生食蔬果的方式來攝取補充。

酵素含量較高的食物有西瓜、木瓜、鳳梨、香蕉、柳橙等。

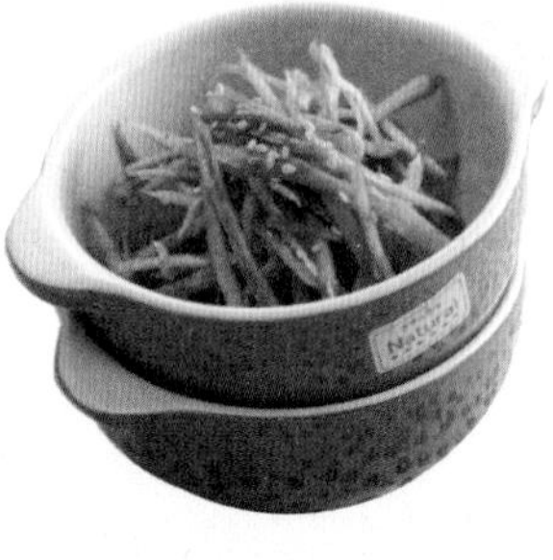

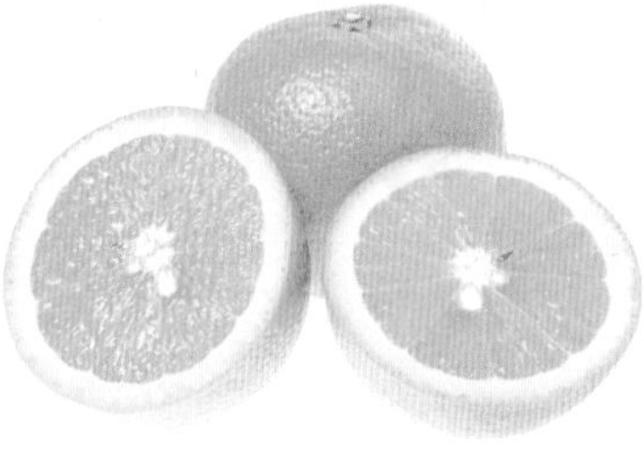

◎維生素C

維生素C能提高腸道的代謝能力，有助於代謝多餘的脂肪，並抑制腸道吸收過多脂肪，有利於消化道的平衡健康。

含豐富維生素C的食物有蘋果、鳳梨、西瓜、草莓、奇異果、空心菜、花椰菜、高麗菜、芒果、柳橙、白蘿蔔、白菜等。

◎維生素B_1

維生素B_1也是腸道喜歡的營養素，充足的維生素B_1營養能促進腸道蠕動，提高腸道代謝脂肪的能力。而且維生素B_1也能保護胃腸神經。

含豐富維生素B_1的食物有豆類、麥麩、五穀雜糧等。

◎維生素B_6

維生素B_6是參與腸道代謝的重要營養，若要充分代謝各種蛋白質，就必須有維生素B_6的參與，才能完好分解蛋白

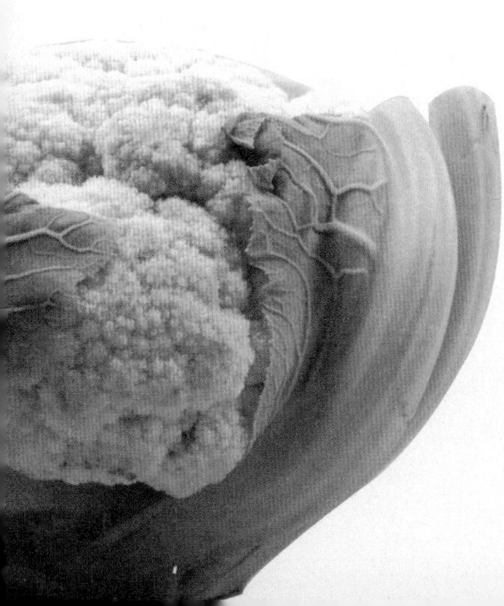

質。因此，充足的維生素B_6就顯得相當重要了。

含豐富維生素B_6的食物有花生、紅豆、綠豆、黃豆、豆腐、豆漿、豆乾、糙米、燕麥片、小麥胚芽等穀物類、馬鈴薯、青豆、香蕉、蘋果、牛奶、雞蛋等。

腸道最喜歡的十一種食物

◎香蕉

香蕉中豐富的果膠纖維，能促進潤腸通便。其膳食纖維更能充分吸收腸道中多餘的水分，有利於在腸道中製造糞便，化解便祕症狀。

香蕉也是很好的健胃食物，能刺激胃部的細胞，促使胃部黏液增加，並在胃部黏膜與胃酸間形成一層保護膜，能有效保護胃部，多食用香蕉，將有助於防止胃潰瘍發生。

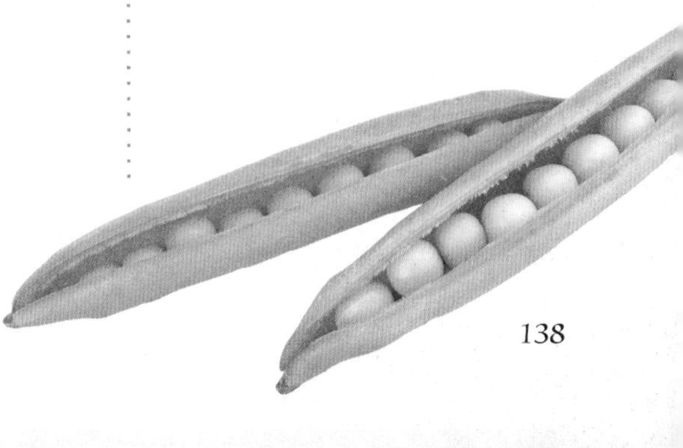

◎番薯

番薯中含有驚人的膳食纖維，又含有促進消化的黏液，自古以來就是整腸保健的最優食物，也是世界各長壽老人最普遍採用的日常主食。

番薯也能有效提高消化器官的機能，發揮滋補肝、腎的作用。番薯屬於鹼性食物，能保持血液酸鹼平衡，有利於提高腸道代謝力，可說是保健腸道的最優越食物。

◎海藻

海藻中含有水溶性纖維，能充分吸收腸道中的水分，有利於製造糞便，並能將代謝後的毒物廢物包覆起來，幫助排出體外，由此能預防大腸癌的發生。

◎蘋果

蘋果中含有豐富的果膠纖維，能充分吸收腸道多餘的水分，將腸道內的食物軟化，有利於促進腸道蠕動，幫助排便順暢進行。

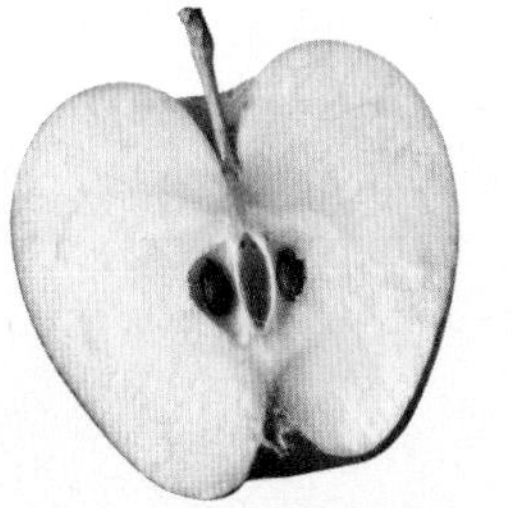

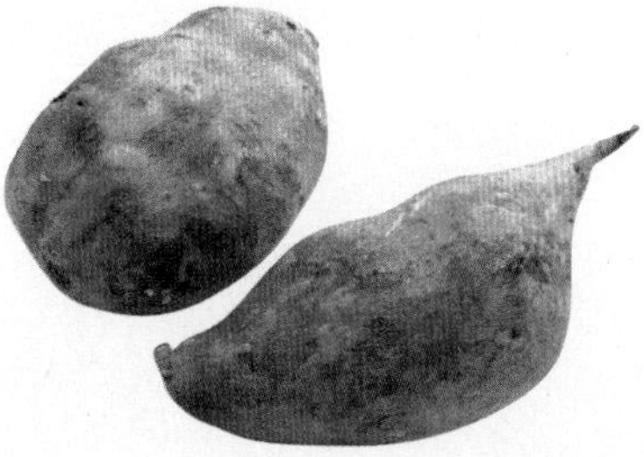

蘋果中豐富的維生素B群營養，也能充分提高腸道的代謝能力，蘋果的鈣質能調整腸道的生態，使腸道保持弱鹼性，有利於消化作用。此外，蘋果中的維生素C寶藏，能代謝多餘的脂肪，提高腸道的消化代謝能力。

◎牛蒡

牛蒡中含有豐富的木質素，這是一種優質的膳食纖維，能幫助腸道中吸附毒素，並形成糞便排出體外，有利於消化道的保健。

◎優酪乳

優酪乳因為含有豐富的益生菌，能提高人體的新陳代謝能力，所以成為腸道最喜愛的營養物質。優酪乳中也含有豐沛鈣質，能維持腸道的酸鹼平衡，有利於腸道的代謝能力順暢進行。

◎蜂蜜

蜂蜜中含有豐富的寡糖成分，能吸收體內的水分停留在腸腔中，如此能幫助潤

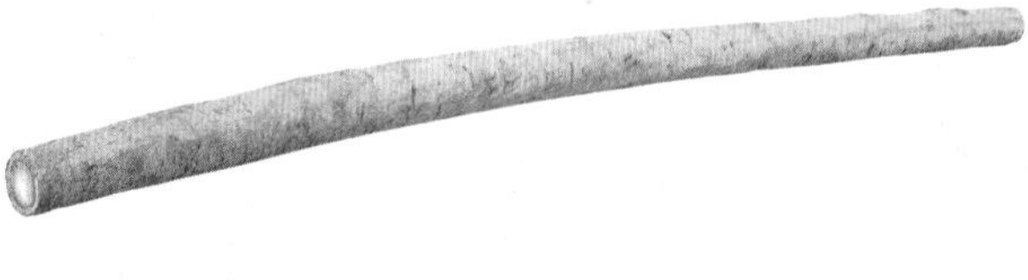

腸，有利於排便。蜂蜜也是整腸高手，含有寡糖，促進腸道中的益菌繁殖，幫助調整胃腸，有效提高腸道的免疫力。

空腹飲用蜂蜜效果最好，空腹飲用蜂蜜時，腸道的蠕動速度最快，能發揮較好的潤腸效果。也可以將黑芝麻蒸熟後搗碎，加入蜂蜜水調勻飲用，黑芝麻的高膳食纖維與蜂蜜的寡糖成分能同時幫助改善便祕症狀。

◎絲瓜

絲瓜中含有豐富的水分，能提供腸道代謝時必要的營養，有助於滋潤腸道，幫助潤腸通便。絲瓜中含有維生素B_1與維生素B_6，能促進蛋白質代謝，提高腸道的新陳代謝。絲瓜中的膳食纖維能清除毒素，具有優越的排毒功效。

◎容易產氣的食物

多吃些含有氣的食物，也能提高腸道的蠕動能力。產氣食物能促進腸道蠕動速度加快，有利於潤腸通便。

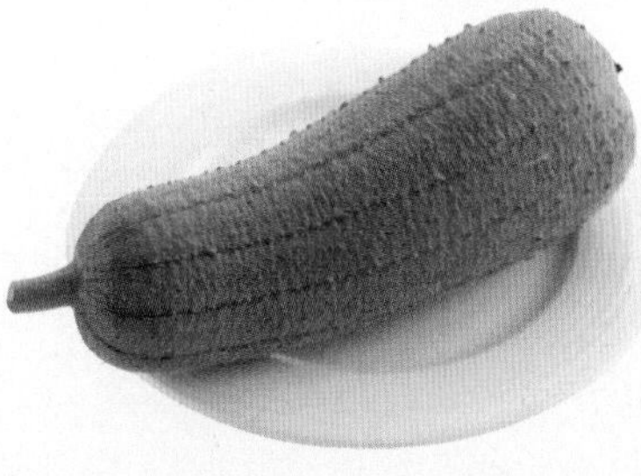

產氣食物包括有洋蔥、韭菜、蒜苗、白蘿蔔、大蒜、炒黃豆等。

◎空心菜

空心菜中含有豐富膳食粗纖維，能促進腸胃蠕動，有利於通便解毒，也有助於降低膽固醇。空心菜更能有效提高身體的免疫力，因為空心菜中的木質素能將體內吞噬細菌的細胞數量提高約三倍，因此增強身體的作戰力，有效抵抗病菌，幫助防癌。

◎黑木耳

黑木耳中含有豐富膠質，這是一種水溶性膳食纖維，能刺激腸道蠕動，幫助膽固醇與毒素排出體外。黑木耳中的膠質也能發揮清潔血液與解毒的功效，黑木耳中還含有多種礦物質成分與微量元素，能使腸道保持酸鹼平衡，有利於促進代謝作用的進行。

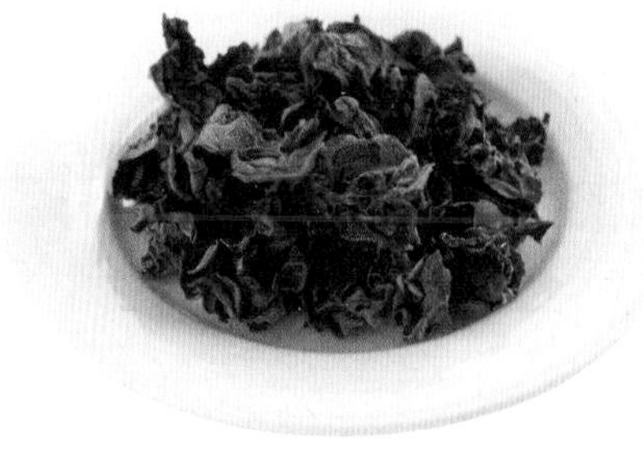

保持腸道健康的飲食生活

◎水分是腸道健康的關鍵要素

充足的水分是製造柔軟糞便的首要條件，要想改善便祕或排便異常的症狀，就必須先從補充充足的水分著手。

每天早晨起床，建議先飲用一大杯溫水或淡蜂蜜水，同時要確保整天能攝取二千毫升的水分，如此即能提高腸道的滋潤度，幫助代謝後的廢物吸收水分，使排便更為順暢。

◎少食用刺激性的食物

刺激性的熱性飲食容易對腸道造成刺激，濃茶、咖啡、辣椒、咖哩、芥末等刺激食物容易刺激腸道，無法有效促成消化作用進行，宜盡量減少食用。另外，屬性較熱的食物，如荔枝與龍眼，也會影響腸道的消化作用，要避免多食用。

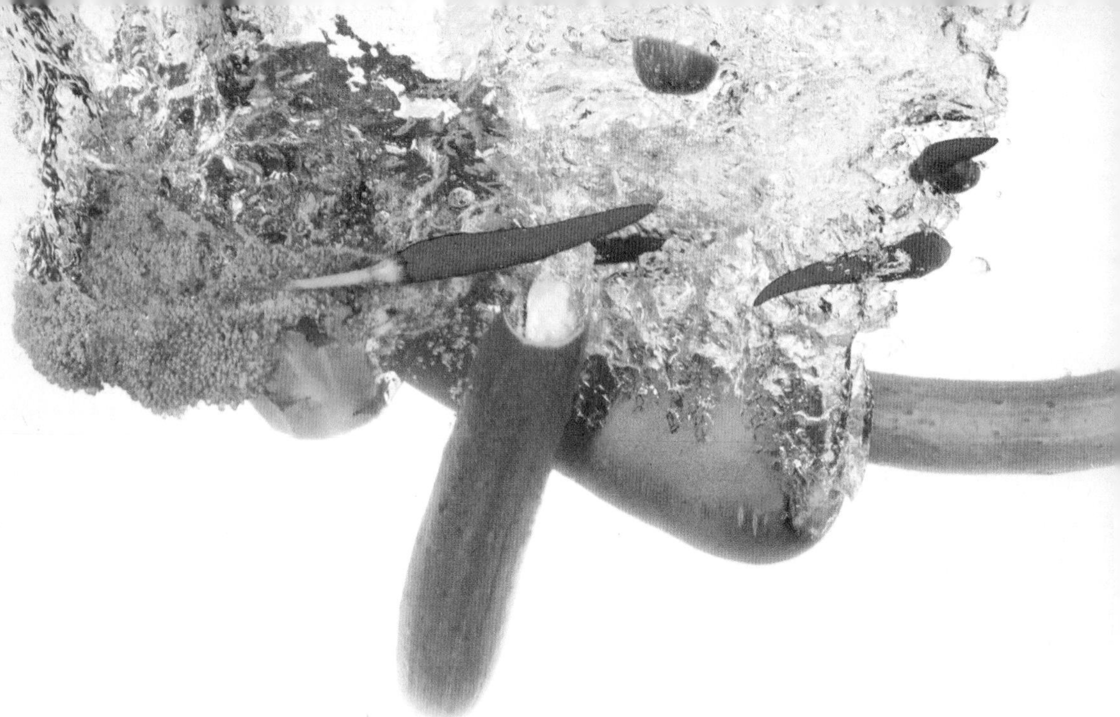

◎拒絕加工食品與垃圾食品

加工食品或垃圾食品對於腸道的代謝消化不利，同時這類食物會吸收腸道的水分，使得消化更窒礙難行。

◎高蔬食、少肉的黃金飲食法則

大多有便祕症狀的人，都是飲食偏食或愛好肉類主義者，若要有效緩解排除便祕症狀，重現健康乾淨的腸道生態，那麼從現在開始，調整飲食結構將是當務之急，將飲食內容中的肉類比例減量，將蔬食的比重提高吧！

◎適當的斷食可清掃腸道

對於無法改善的便祕症狀，適當的進行斷食，也能幫助淨空腸道，使腸道獲得修復與清潔。利用週休二日時段來進行斷食，是很不錯的。

◎有利於腸道保健的按摩法

每天晚間睡前為腹部進行一次按摩，將能有助於保健腸道，促進腸道的蠕動，它能利於排除便祕，使腸道更為健康。

夜晚的按摩，建議採取揉腹的方式進行，先平躺在床上，雙手重疊，放在腹部肚臍上。在肚臍周圍進行順時針的畫圓圈動作，重複按摩約五十至一百次。每天夜晚睡前持續進行，長久下來，即能有效提升腸道的蠕動，使腸道恢復活力，改善腸道的代謝能力。

◎呼吸治療法

將身體仰臥，然後彎曲膝蓋，呼氣時將臀部與腹部舉起來五分鐘，緩慢放下時同時吸氣，此方法反覆進行十次即可。

遠離癌症的威脅

癌症可說是本世紀最具威脅力的疾病，也是國人十大死因中的首位排名。許多人聞癌色變，認為癌症的威脅力不僅可怕，且讓人束手無策。其實，癌症是可以預防的。祕訣就存在於飲食習慣與生活方式，如果能從日常生活作息與飲食習慣來調整，建立正確的觀念，並如實的實施健康的生活，那麼人體的免疫力系統就會提升增強，能有效幫助遠離致癌細胞的威脅。

自由基在諸多毒素類型中，對於人體的危害是最大的。自由基的產生源於人體內部的氧化作用，同時也會參與人體的衰老過程，並使得身體內部的營養物質受到損害。長期受到自由基的侵害，會讓身體致癌的機率增高。自由基是怎麼來的呢？若人體長期承受壓力，或營養攝取失調、睡眠不足、生活作息日夜顛倒，或受到化學物質、輻射物質的毒害，就會導致身體內部的自由基大量增加，在身體內部形成氧化與破壞。如此，人體就很容易產生致病的危機。

環境有毒物質與電子污染的致命影響力……

其實我們是生活在一個充滿毒物的環境中，各種水質污染、加工食物、電子輻射物質、空氣中的化學污染物質，都在不知不覺中進入人體，對身體造成威脅。飲食習慣不良，經常食用火烤或醃製食品，經常攝取高脂肪、高糖分、高鹽的飲食習慣者，都較容易讓毒素進入體內，引發自由基氧化突變，形成癌細胞，對於人體產生侵害。

增強人體免疫力是最重要的課題……

預防癌症的首要課題就是增強人體的免疫能力。當人體疲勞與壓力時，就會讓體力低下，免疫能力也相對降低。具體防範自由基對於身體的侵害，就是多食用具有抗氧化的食物，如煮熟的蕃茄、富含維生

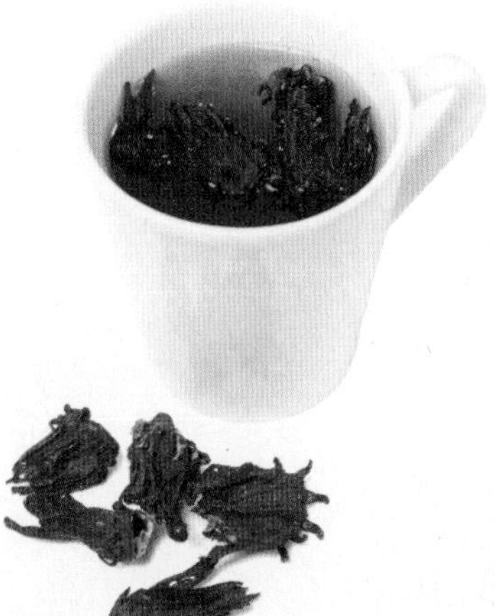

素C的食物。洛神花對於抗氧化具有優越的療效，不妨多飲用洛神花沖泡的茶飲。

預防癌症的營養素

◎維生素C

維生素C是預防癌症的重要營養素，因為維生素C能阻斷致癌細胞亞硝酸氨在體內的形成，可有效抑制病毒的活性，防止癌細胞對於身體的侵襲。所以多攝取維生素C，即能夠大幅度的提高人體的免疫功能。維生素C也是一種優越的抗氧化物，能與維生素E共同作用，發揮優越的抗癌功效。

含豐富維生素C的食物有草莓、檸檬、蘋果、菠菜、甘藍菜、豆芽菜、小黃瓜、白菜、花椰菜等。

◎維生素A

維生素A能預防感染，防止入侵人體的各種病原體對於細胞產生侵襲。

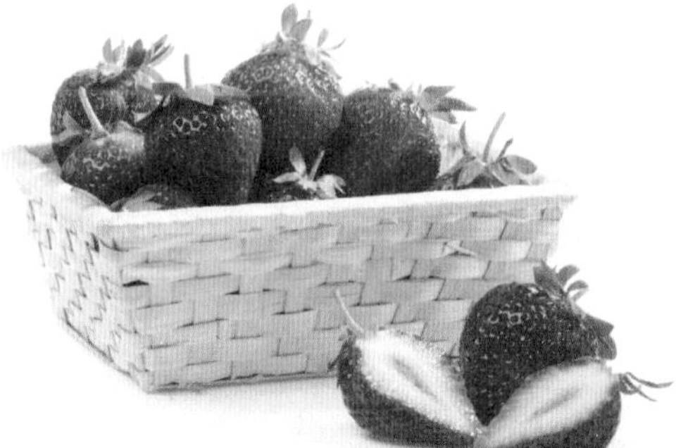

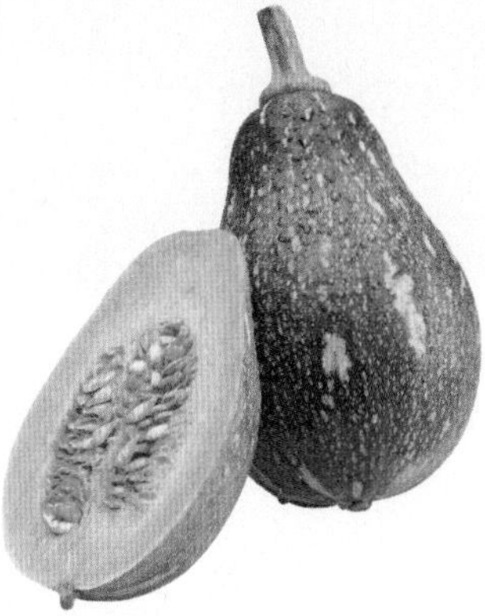

含維生素A最多的是魚肝油，其次是肝臟類及深綠色蔬菜水果，如胡蘿蔔、菠菜、蕃薯、萵苣、南瓜、芒果等，其他如牛奶、蛋黃、檸檬、柑橘等含量亦不少。

◎維生素B群

維生素B_2、B_6、B_{12}等營養群，能有助於預防感染，多攝取維生素B群的營養，能幫助提升人體的免疫力。

含豐富維生素B群的食物有全穀類、肝臟、瘦肉、豆類及新鮮蔬果。

◎碘

礦物質碘也是有效預防癌症的高手。充足的碘元素能有效預防子宮內膜癌、卵巢癌、乳癌與甲狀腺癌等。

含豐富碘元素的食物群有海帶、紫菜等。

◎硒

微量元素硒是預防癌症最為不可或缺的微量元素。硒能減輕各種電子污染物質，如汞、鎘、砷引發的毒性，避免電子污染毒物對於身體所造成的侵害。硒能阻斷有毒金屬污染物質的致癌過程，有效提高人體的防癌能力。人體應該充分補充硒元素，以提升人體對抗癌症的優越作戰力。

含豐富硒元素的食物包括有穀類、牛奶、奶製品、蘑菇、大蒜、蘆筍等。

◎胡蘿蔔素

胡蘿蔔素是增強免疫功能的重要食物成分，能增強人體殺手細胞的數量，並活化T淋巴細胞的能力。胡蘿蔔素對於呼吸道黏膜有很強的保護作用，經常食用含有胡蘿蔔素的食物，能增強人體抵抗感冒病毒的能力，平日不妨多攝取這類含有胡蘿蔔素的食物。

含豐富胡蘿蔔素的食物有紅棗、番薯、蘋果和柿子等紅色外皮的食物，攝取其中豐富的胡蘿蔔素，能有效幫助防治感冒。

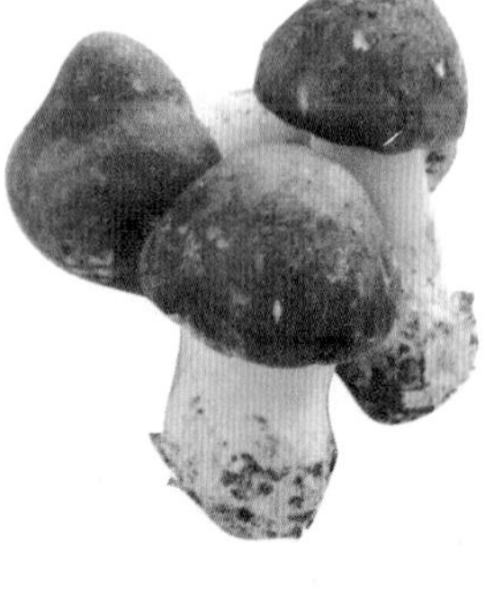

防治癌症的五種最優食物

◎白蘿蔔

白蘿蔔具有非常驚人的抗癌功能。白蘿蔔內含有纖維木質素，能提高吞噬癌細胞的功能，加強人體的抗癌能力。白蘿蔔並有糖化酵素，能分解致癌物亞硝胺物質。白蘿蔔還含有一種誘發干擾癌細胞生成的物質，能抑制癌細胞的活性，有助於預防胃癌、鼻咽癌、子宮頸癌等。

但必須注意，唯有透過生食白蘿蔔，才能有效攝取到白蘿蔔中具有抑制癌細胞的成分，因為白蘿蔔中的抗癌成分屬於活性成分，很容易在高溫中被破壞。

白蘿蔔中的蘿蔔素能有助於預防與治療感冒，平常建議將白蘿蔔與生薑一起打成果汁，加入適量蜂蜜一起飲用，即能有助於預防與治療感冒。

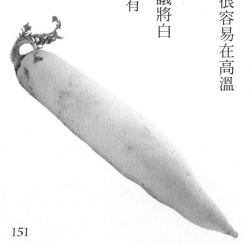

◎高麗菜

高麗菜汁具有一定的抗癌作用，高麗菜中還含有優質的豐富維生素群，以及氨基酸、葉酸，其中所含有的果膠與纖維素能有效阻止身體中的膽固醇附著，幫助食物通過腸道時更為暢通，有效改善與預防動脈硬化的症狀。高麗菜作為一種抗癌蔬菜的抵抗力，足以增強身體的抵抗力，可有效打擊各種致癌物。

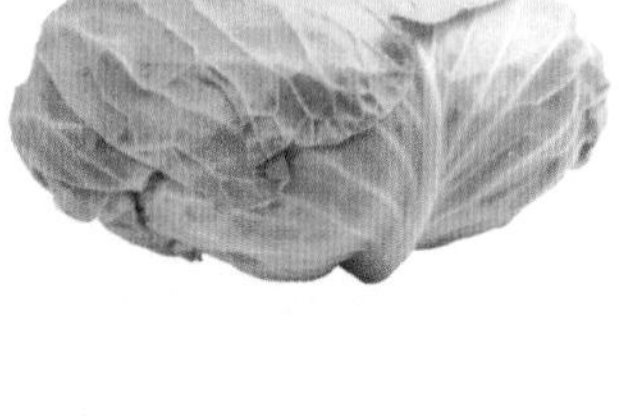

◎南瓜與根莖類蔬菜

亞硝胺是食道癌與胃癌的致癌物，多吃些南瓜、萵苣、豆芽、豌豆或蘿蔔等根莖類蔬菜，可以幫助分解這種致癌物，阻止它在身體中引發癌細胞的發作。胡蘿蔔中含有豐富維生素A與胡蘿蔔素，能抑制致癌物質亞硝酸氨的致癌能力。

◎綠茶

綠茶中含有多種抗癌物質，如單寧酸、兒茶素、多酚類的抗氧化物。能對抗各種致癌物質，包括香菸致癌物、亞硝酸氨等毒物，能抑制細胞惡性轉化，經常攝取綠茶能降低口腔癌、食道癌與胃癌的機率。

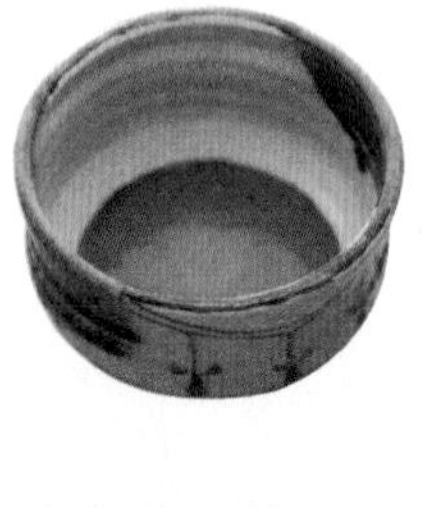

綠茶是豐富抗氧化物的營養來源，包括有維生素E、維生素C、鞣酸、兒茶素等，這些都是強大的抗氧化物，具有優越的抗衰老作用。

綠茶中的茶多酚還能控制血液中的脂肪氧化，可防止自由基氧化發生，保護細胞與組織避免被自由基所侵害。

多飲用綠茶，也能積極幫助清除人體內存積的自由基物質，幫助防癌抗老。

◎十字花科蔬菜

白蘿蔔、油菜、白菜、高麗菜、白與綠花椰菜，這類蔬菜都屬於十字花科，科學家已證實，十字花科的蔬菜具有解毒的作用，可有效分解致癌物質在體內發生作用，並可以有效預防癌症，這類蔬菜若攝取得越多，排毒的效果也就越優異。

預防癌症的飲食生活

◎壓力與疲勞時保持充分休息

壓力與過度的疲勞是摧毀免疫系統的最大殺手。

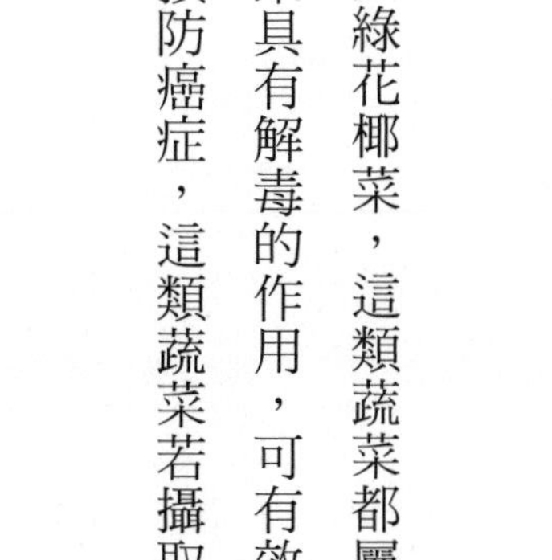

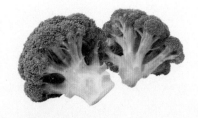

◎不抽菸

香菸可說是現代人的致命殺手，也是導致各種癌症發生的元兇。抽菸不僅能使人提高各種肺癌、食道癌、咽喉癌的罹患機率，同時要能享有長壽健康的生活品質，請務必戒菸，遠離菸毒對於人體的威脅。

◎禁忌食物不可不知

燒烤、油炸速食、煙燻食品、加工食品、罐頭食物、泡麵、油炸零食等這些充滿誘惑性的食品，經常也是使人罹癌的高風險食品，應該列入禁止食用的清單中。因為上述食品都是容易在人體內產生活性氧物質的飲食，長期食用，活性氧會在體內活躍，並破壞細胞，使人體致癌的機率增高。

若想追求長壽人生，平日應該將這些食物記下，列為拒絕往來戶，最好能做到完全不攝取，如此才能提高人體的防護力，杜絕有害毒物對於人體的威脅。

◎低溫烹調

平時的飲食最好採取較低的溫度來烹調，才能避免油煙的危害。同時也要避免使用過大的火力烹調，因為過高溫度會破壞食物中的營養素，並容易使食物變質。而且過大的火力也會產生油煙，經常吸入濃厚油煙，將容易導致肺癌。

癌症的發生也與不正常的生活方式有關

- 長期承受精神壓力──容易引發各種癌症。
- 長期攝取過量熱量──容易引發攝護腺癌。
- 長期使用化學染髮劑──容易引發淋巴癌。
- 過度肥胖──引發大腸癌與乳癌。
- 酗酒──肝癌。
- 經常過量曝曬陽光──皮膚癌。
- 缺乏運動──大腸癌、結腸癌。
- 長期攝取過量飽和脂肪──大腸癌與肺癌。

血液健康，人就健康

血液流經人體各部位，負責運送氧氣、營養，提供人體每天生理運作必需的營養物質。如果人體的血液不健康，也就沒有人體的健康。

血液凝固渾濁的後遺症

乾淨健康的血液是健康之本，但人們往往因為飲食的不加節制，過量飲食或經常攝取油膩食品，而導致血液中的營養成分，如蛋白質、脂肪、葡萄糖分過剩，使血液出現黏稠現象。多餘的脂肪與糖分也會在皮下組織中進行囤積，如果脂肪過多，無法及時消耗，那麼剩餘的脂肪就會在血液中堆積，使血液越來越骯髒。

血液中如果充斥各種髒污物質，會阻礙血液的循環流暢，如此，將會導致血壓升高，引發高血壓症狀。

若長期沒有設法改善血液的髒污狀況，便會進一步的損傷血管，使血管出現破損現象，並引發動脈硬化症狀。此外，當血液出現污濁時，司掌血液流通循環的心臟、肺臟也會增加負擔，長期下來，將引發器官的病變。

血液清潔的關鍵是鹼性食物

血液健康，不僅能消除惱人的生活病症，消除頭痛、肩膀痠痛、便祕、肥胖、手腳冰冷等症狀外，還能大幅度的改善心血管的品質，杜絕人體罹患慢性疾病的機率。

要徹底改善血液的品質，除了要杜絕各種不良的生活習慣，恢復正常作息外，平日的飲食調整也很重要。建議多攝取蔬菜、水果、五穀雜糧與豆類食品，因為這些食物屬於鹼性飲食，能幫助消除活躍在血液中的疲勞乳酸物質與尿酸物質，使血液保持弱鹼性，如此就能提升血液的品質，還能使血液恢復通暢健康。

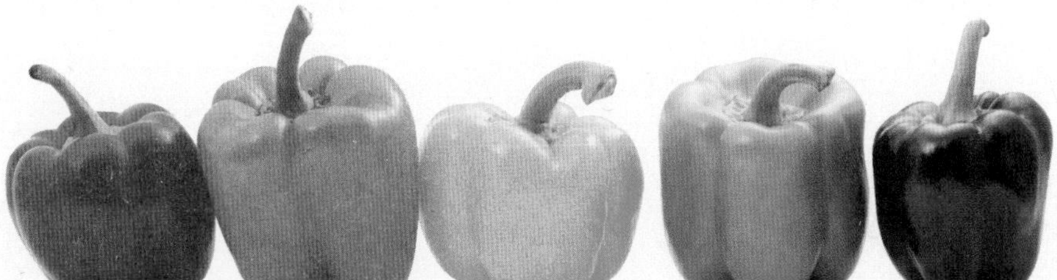

保護血管是全民的課題

血管的保養最好從年輕開始，而且最好從孩童時就開始建立起均衡攝取各種飲食的習慣。充足的蛋白質營養，能幫助塑造強健有彈性的血管，均衡的營養攝取，則能有助於孩童的血管發育健康。

孩童如果養成營養攝取不足或過度偏食的習慣，便很容易引發血液品質低下的現象。應該避免讓孩童在年輕時就攝取過多的速食、油炸食品、加工食品與零食。因為這類食物若攝取過多，容易使血管提早老化。

強健血液健康的最優營養素

◎精氨酸

多攝取含有精氨酸的食物，能有助於使血管保持年輕狀態。

含豐富精氨酸的食物有山藥、芝麻、銀杏、葵花籽、核桃等。

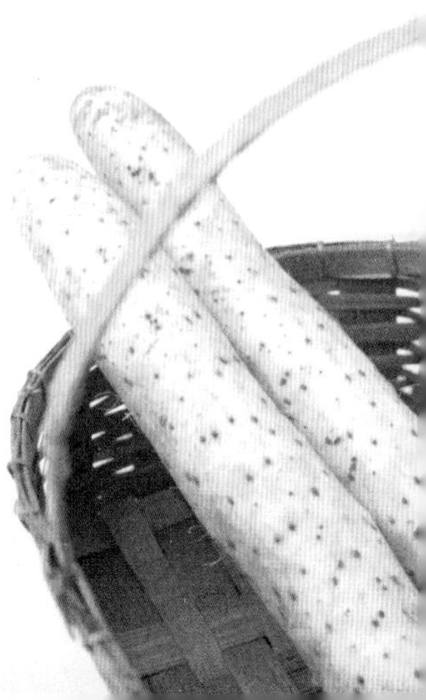

◎葉酸

多攝取含有葉酸的食物，也能保持血管的年輕。葉酸能夠清除血液中的高半胱氨酸物質，這是一種容易導致心臟病的有害物質。

含豐富葉酸的食物有橘子、蘋果、豆類、菠菜、蘆筍、莧菜、蛋黃、胡蘿蔔、馬鈴薯、各種深綠色蔬菜等。

◎白藜蘆醇

這是一種多酚類的化合物，也是一種優越的抗氧化物，能積極發揮對抗自由基的功效。白藜蘆醇能促進血管內皮細胞的功能，也能減緩血管內脂肪的氧化作用，能積極的稀釋血液，幫助降低血膽固醇值，並能阻絕血小板的聚集，防止血管凝固硬化，是改善心血管健康的優異營養素。

含豐富白藜蘆醇的食物有花生、紅葡萄酒、葡萄外皮等。

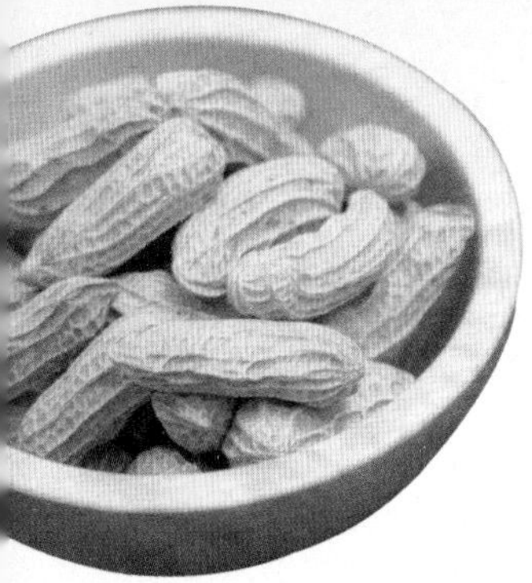

◎不飽和脂肪酸

動物性的飽和脂肪酸是血液健康的殺手，若想要擁有健康乾淨的血液品質，應該多攝取飽和脂肪酸。

不飽和脂肪酸在血管中能防止血小板聚集，促進脂肪代謝，並有助於防止血栓形成，有利於降低血脂肪。每天攝取適量的不飽和脂肪酸，能有效減緩動脈硬化症狀，降低心臟病發生的風險。

含豐富不飽和脂肪酸的食物有橄欖油、黃豆、核桃、杏仁、花生、芝麻等。

防止血小板聚集的食物有黑木耳、茼蒿、大蒜、洋蔥、草莓、鳳梨、香菇等。

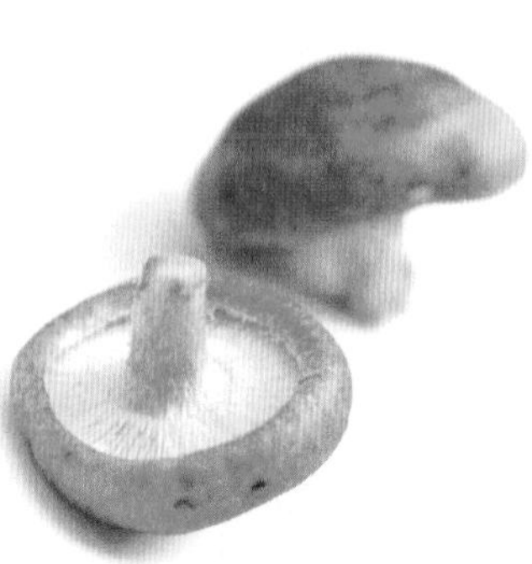

◎膳食纖維

膳食纖維是保證血管健康的重要營養素，膳食纖維能有效降低人體血液中的膽固醇，能防止動脈硬化症，也能預防高血壓與心臟病的發生。充足的膳食纖維也能排除多餘的脂肪與糖分，使血液保持清澈健康。每天建議膳食纖維的攝取量為三十公克，即能提供保護人體血液的重要營養成分。

含豐富膳食纖維的食物有燕麥、黃豆、綠葉蔬菜、水果、五穀雜糧、各種豆類等。

◎維生素C

維生素C也是保護血液健康的大功臣，平常應該多積極攝取含有維生素C的蔬菜與水果。維生素C是優越的抗氧化物，能保護心血管健康，同時還能幫助調降血壓值。

含豐富維生素C的食物有芹菜、蘋果、胡蘿蔔、馬鈴薯、番茄、黃瓜、菠菜、檸檬、西瓜等。

◎礦物質群

要有效保護心血管與血液健康，平日均衡的攝取各種礦物質是不可或缺的。礦

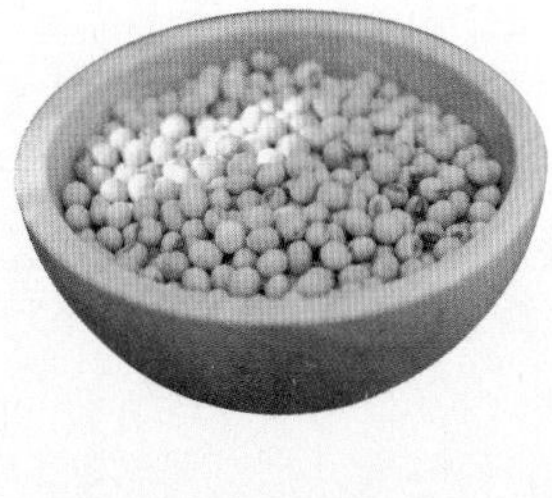

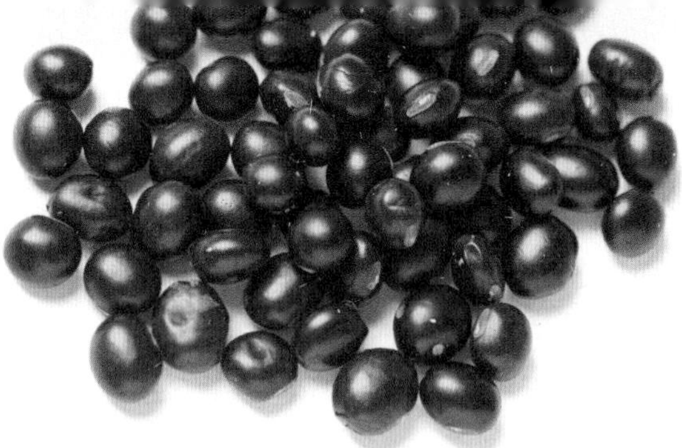

物質群包括鉀、鈣、鎂、鋅、碘等元素，這些礦物質群都能幫助調整血壓值，預防動脈硬化，也有助於保護心臟。

‧含鉀元素的食物有橘子、蘋果、芹菜、草莓、番茄、葡萄、花椰菜、紅棗、黃豆、馬鈴薯、黃瓜、黑豆、菠菜等。

‧含鈣元素的食物有豆腐、黃豆、豆製品、海帶、芝麻醬、各種綠色蔬菜、甜菜根等。

‧含鎂元素的食物有香蕉、桂圓、豆類、豆芽、莧菜等。

‧含鋅元素的食物有花生、荔枝等。

‧含碘元素的食物有海帶、紫菜、髮菜等。

保持血液健康的食物

◎黃豆

黃豆中含有豐富的不飽和脂肪酸，能發揮降低膽固醇的功效，有助於保護心臟。若每天攝取二十五公克的黃豆，就能幫助人體減低罹患心臟病的風險。

◎大蒜

大蒜也是保護心血管健康的重要食物，大蒜中的大蒜素能幫助降低血膽固醇，並減少血小板的堆積，能積極防治動脈硬化症狀的發生。每天固定食用新鮮大蒜，能幫助降低血膽固醇約百分之八至十五。想要更為有效健康的防護心血管，不妨多運用大蒜的強效威力。

◎核桃

核桃自古就是保護心血管最被推薦的食物，核桃以其優越豐富的精氨酸營養為人所稱道，同時又含有豐富的亞麻油酸與抗氧化物，能發揮保護心血管的功效，有助於預防冠狀動脈心臟病與中風。

核桃也是豐富微量元素的寶藏，含有鋅、錳、鉻等元素，其中的鉻元素能促進膽固醇代謝，並有效保護心血管的功能。

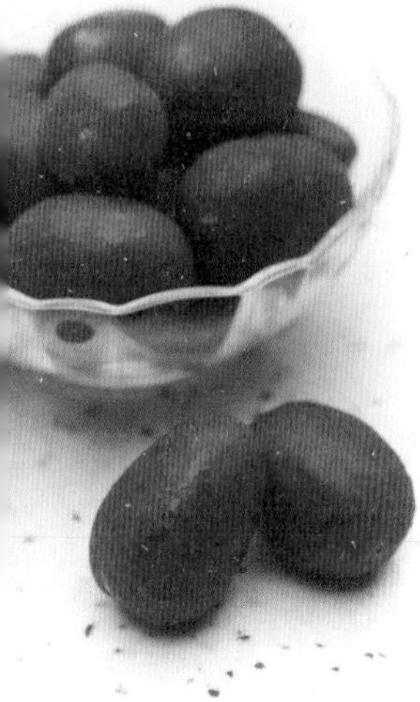

◎燕麥

燕麥是豐富膳食纖維的來源，多攝取燕麥，其中的膳食粗纖維能降低人體的膽固醇含量，並有助於調降血壓。

◎花生

花生也是保護血管的重要食物，花生中含有約百分之五十五的脂肪酸，脂肪油酸能幫助降低血膽固醇值。食用花生提煉的花生油與各種花生製品，能幫助降低百分之二十一心血管疾病的發生機率。

◎番茄

番茄可說是清潔血液的高手。番茄中雖然含有大量檸檬酸，但它進入血液中卻呈現鹼性，這是因為番茄中也含有豐沛的礦物質群，如鈣、鉀、磷，它們能幫助清洗血液，排除血管中的毒素廢物。番茄中豐富的維生素群，也能幫助清潔血液，使血液更為清澈健康。

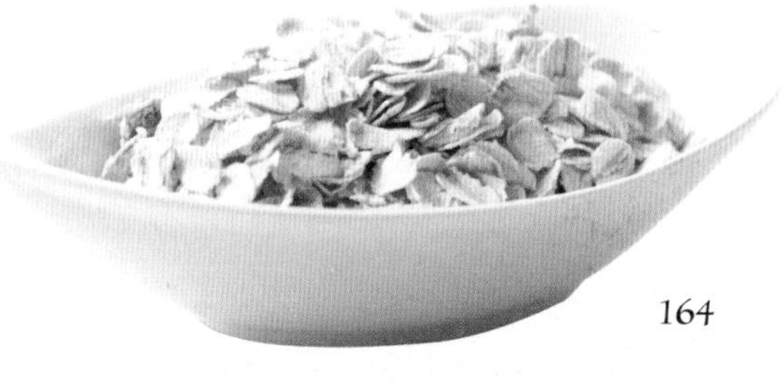

◎葡萄柚

葡萄柚也是保護心血管與心臟的優良食物。葡萄柚含有半乳糖醛酸，這是一種可溶性纖維，能溶解堆積在動脈中的脂肪，因而能有助於預防與治療膽固醇。若每天食用兩杯半葡萄柚果肉，就能幫助降低百分之十膽固醇值。

強健血液健康的飲食生活

◎少油、低鹽、低糖保障血液健康

要有效保護血液與血管的健康品質，首先應該在日常飲食中達到節制食鹽的攝取量。特別是已經患有輕度高血壓患者，每日鹽分的攝取量不宜超過五公克。若為重度高血壓患者，每日食鹽量的攝取更應該降低至二公克為限。

此外，日常飲食也應該遠離各種醬菜、醃製品及各類加工食品。上述加工食品與醃製品的含鹽量普遍都超出安全標準，為了保護血液健康，最好及早戒除此類食物的攝取習慣。

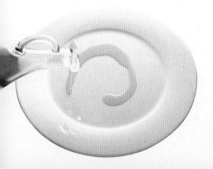

減少脂肪的攝取量，是保健血管與血液健康的首要課題。不僅要限制脂肪的攝取，同時也建議將日常的動物性食用油改成植物性食用油。

◎不可或缺的水營養

水分是保障血液清澈健康的最基礎營養素。血液代謝的基礎能源就是水分，請務必每天清晨起床時喝一大杯溫開水，來幫助清潔代謝後的身體環境。每天的飲水量最少要保持在八大杯，如此才能沖刷血液，清潔血液，防止血管出現黏稠現象。

◎節制肉類的攝取

要能享有強健的血液健康，最重要的就是忌口。節制動物性脂肪與肉類，是達到血液健康的第一步驟。少吃動物性內臟、肉類、蛋黃。此外，蝦與蟹也是高膽固醇食物，也應該盡量節制。

◎遠離反式脂肪酸

反式脂肪酸無法被人體充分吸收，容易引發血管阻塞，形成動脈硬化、高血壓與各種心血管疾病。日常飲食中要盡量避免攝取含有反式脂肪酸的食物，如人造奶油、植物性奶精、油炸食物、加工油炸食品、泡麵及各種燒烤類食品。

◎節制甜食與糖分的攝取

飲食偏差或不吃正餐，只食用高糖分的甜食，也會導致血液中出現污濁現象。這是因為甜食中的糖分與脂肪過剩，反映在血液的結果。擁有健康品質的血液，應該盡量避免攝取糖分，少吃甜餅乾、蛋糕與冰淇淋等甜食。

◎多食用鹼性食品

含有豐富礦物質的鹼性食品，能中和身體內部的酸性物質，有助於清潔血液，保持血液的弱鹼性，維持血管的彈性健康。梅子、檸檬、醋、豆類、蔬菜、優酪乳、五穀雜糧、番薯、馬鈴薯、橘子等食物，均屬於典型的鹼性食物，多攝取能改善血液的品質。

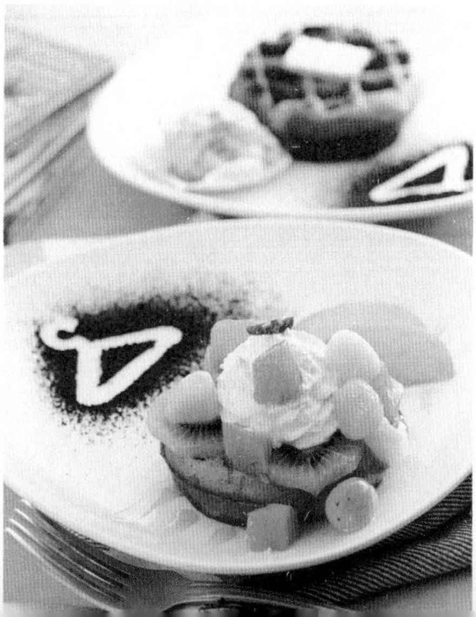

面對壓力好健康

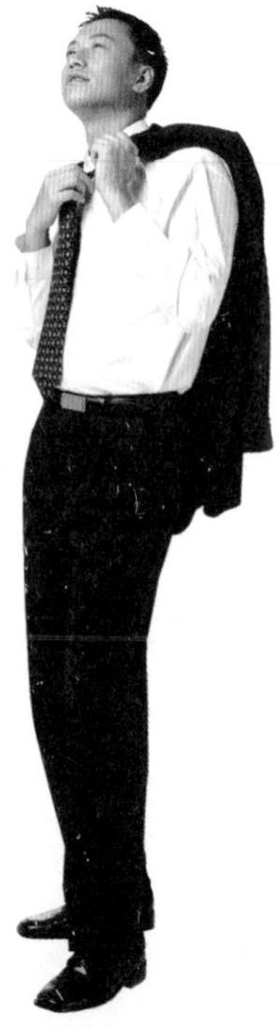

人類承受壓力時，身體內部的環境也在產生各種相應的變化，情緒暴躁、焦慮不安、身體過度緊張、消化不良……各種生理與心理的症狀都會逐漸浮現。面對壓力時，不妨讓自己靜下心來，運用有效經濟的飲食方法，來達到安定精神與情緒的目的。如此，透過合理調配的飲食，不需要依賴鎮靜劑或安眠藥，也可以輕鬆擁有好ＥＱ！

長壽人生的飲食計畫中，調整與管理壓力的飲食也是一大重點。壓力既然是人生無法避免的課題，我們不妨積極正面的面對它、管理它。選擇具有減壓效益的天然健康飲食，透過有效合宜的飲食搭配，即能補充人體缺乏的營養素，讓自己減壓放鬆，同時還能幫助人體抗壓，達到全面性的內外健康。

壓力使人老化，使人免疫力下降

壓力是使現代人容易滋生各種疾病的源頭，即使人體沒有罹患疾病，若經常承受龐大的身心壓力，且沒有發洩紓解的管道，長久下來，堆積在體內的壓力便很容易逐漸崩壞身心，導致循環系統與免疫力系統出現失調，可見管理壓力也是長壽人生的必修學分。

適當的壓力能促使腎上腺分泌激素，使人活躍；但壓力過度時，會導致人體的食欲減低，甚至使人出現睡眠障礙症狀。

壓力是使人老化，也是容易摧毀人體免疫力的天敵。如果壓力過於龐大時，會在身體內部產生各種活性氧物質，這些活性氧會破壞細胞的完整性。然而，現代人的生活環境根本離不開壓力，所以學習面對壓力與管理壓力，更是現代人重要的必修課題。

減壓的飲食調養重點在於補腦，當人體承受過大壓力時，經常會出現頭痛、眼睛不適、暈眩、脾氣暴躁或焦慮不安等症狀，這是由於腦部過度缺氧，腦部能量過度耗損的原因所致。

減壓的飲食應該為大腦補充足夠的營養，為大腦進行修護與修補的工作，使大腦的營養充足，有足夠的能源進行新陳代謝，保持腦部的活力，如此才能有效趕走壓力，恢復大腦運作的活力，使人平衡健康。

找回陽光的紓壓營養素

◎維生素C

維生素C是有助於減壓的重要營養素，經常處於龐大壓力的人，不妨多補充維生素C營養。

由於人體在面臨壓力時，會消耗體內大量的維生素C，因此經常會出現維生素C缺乏低下的狀況。若能適當的補充維生素C，則能提供人體足夠的應變能力與彈性，幫助人輕鬆應對壓力，並以更柔軟的彈性，來應對各種挑戰。

含豐富維生素C的食物有草莓、香蕉、蘋果、奇異

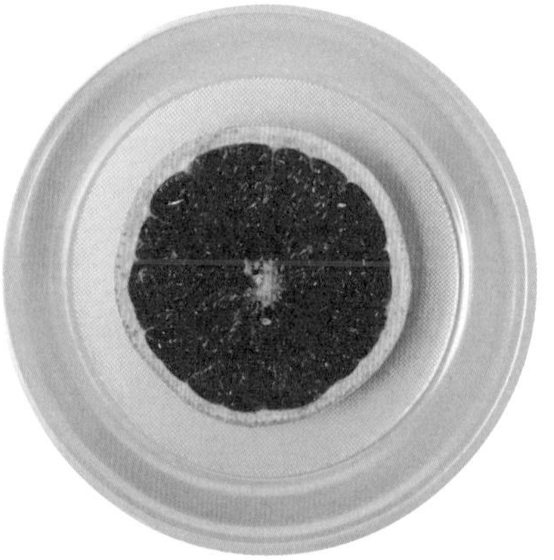

果、柳橙、葡萄柚、水梨、花椰菜、高麗菜、菠菜、絲瓜、番薯等。

◎天門冬氨酸

天門冬氨酸營養能幫助消除疲勞，使人恢復活力，幫助人體從龐大的壓力中舒緩，也具有清熱解毒與活血通絡的功效，能使人血液循環良好，有利於紓解壓力。

含豐富天門冬氨酸的食物有花生、芝麻、核桃、桂圓、蘆筍等。

◎菸鹼酸

菸鹼酸攝取是否充足，會影響人體的情緒與精神狀態。充足的菸鹼酸能使人保持愉快、輕鬆、容易與人親近、頭腦清晰等特質，菸鹼酸不足時，則容易使人產生負面情緒，並產生不安與焦慮感。

菸鹼酸也能維持神經系統的安定與健康，是維持安定情緒、遠離壓力的重要營

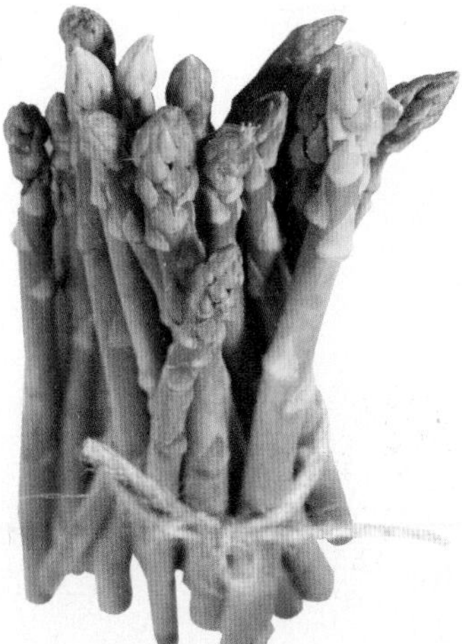

養素。菸鹼酸也負責傳達生理電子，使末梢神經有效舒張，能有效維護神經系統的健康。

含豐富菸鹼酸的食物有糙米、雞蛋、牛奶、綠葉蔬菜、酵母等。

◎鎂

鎂是一種優越的抗壓營養素，能使肌肉放鬆，使心跳調節正常，使神經系統保持完整性，使人體的感覺與神經系統調和。充足的攝取鎂，能使人體平和穩定，消除緊張與暴躁感，有助於提升人體的抗壓能力。

鎂也是一種使人樂觀與快樂的營養素，能提高人體的活力，使人精神充沛，也能提高大腦的注意力。

含豐富鎂元素的食物有香蕉、杏仁、巧克力、核桃、紅糖、紅棗、辣椒、紫菜、蛋黃、豆類、菠菜、堅果類、馬鈴薯、葡萄乾、豆腐等。

◎鈣質

鈣質是舒緩壓力的重要營養素，他又被稱為「天然的鎮靜劑」。鈣質能維持神

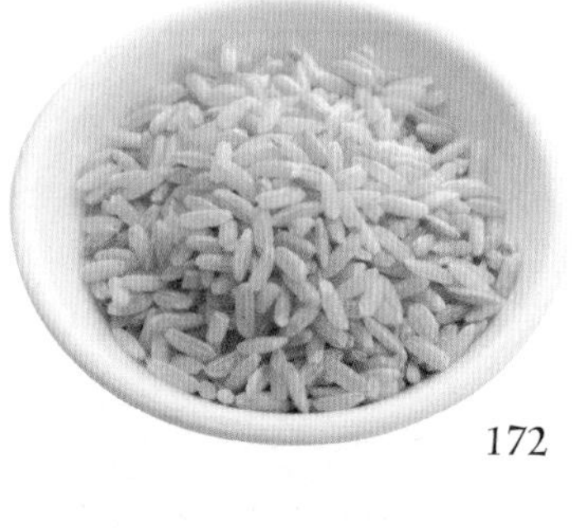

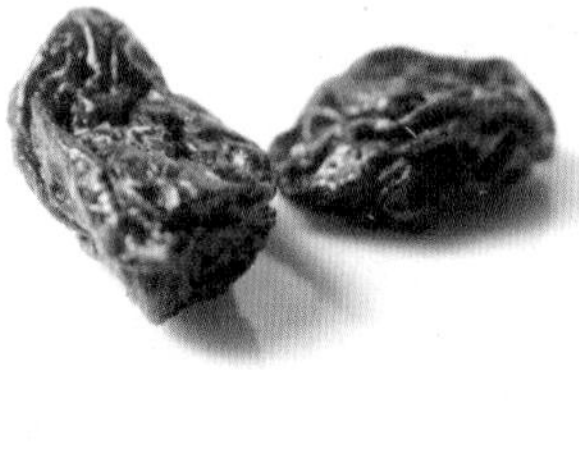

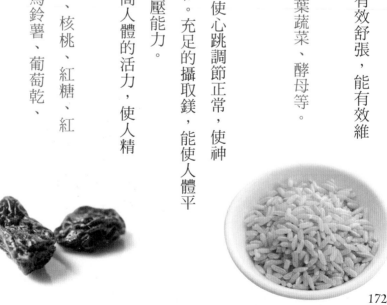

經系統的正常感應，調節心跳與肌肉收縮，能發揮安定情緒的作用，鈣質還能消除焦慮，並撫平暴躁情緒。

鈣質也負責神經衝動的傳導，補充充分的鈣質能促使神經組織的傳導能力與收縮性增強，使人保持高度集中力。同時，充足的鈣質也能使人體在睡眠時充分放鬆。

含豐富鈣質的食物有牛奶、優酪乳、起司、雞蛋、豆腐、豆類、杏仁、菠菜、蒿苣、甘藍菜、花椰菜、黑芝麻等。

◎葉酸

多攝取葉酸營養也有助於調節壓力，並使人輕鬆愉快。葉酸能使大腦充分產生五羥色胺物質，若腦部裡五羥色胺分泌太少時，會容易造成憂鬱情緒，或引發焦躁不安。多攝取葉酸營養，能幫助平衡情緒，防止情緒不穩定。

含豐富葉酸的食物有深綠色蔬菜、菠菜、甘藍菜、芥蘭菜等。

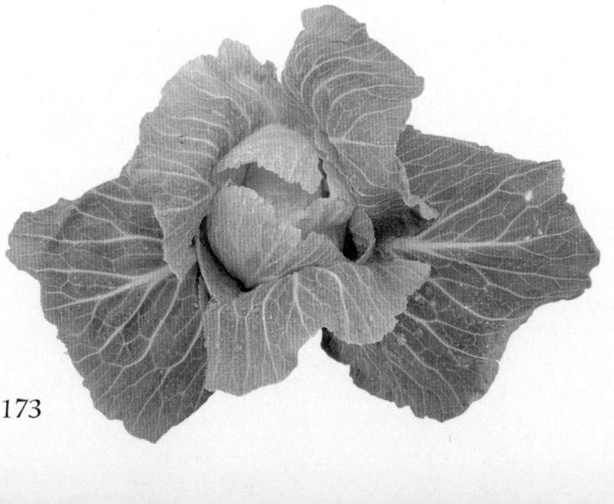

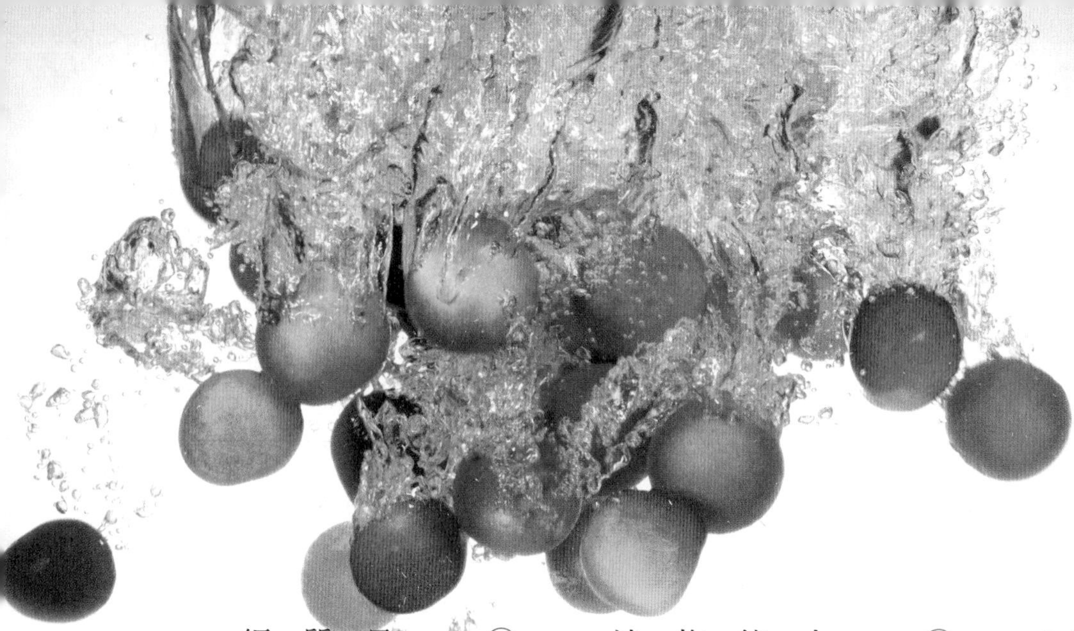

創造快樂情緒的食物

◎鹼性食物

多攝取鹼性含量的食物，能幫助人體擺脫壓力與疲勞。當人體過度疲勞與承受壓力時，體內會產生較多的乳酸物質，若能補充較多含有鹼性能量的蔬菜與水果，將能中和體內的乳酸物質，幫助降低血液與肌肉的酸度，有助於增強身體的耐力，達到消除疲勞與減壓的目標。

◎牛奶

牛奶是非常優越的減壓食物，且已經被醫學研究人士證實具有精神舒緩的作用。牛奶是豐沛鈣質的來源，鈣質具有優質的安定情緒效果，精神壓力龐大時，多喝牛奶能幫助舒緩神經，改善焦慮現象，有助於安撫緊張與煩躁的心情。

◎醋

喝醋也是協助減輕壓力的好方法。醋酸類食物屬於鹼性食物，能分解導致身體疲勞與壓力的乳酸物質，並使血液恢復弱鹼性。當體內累積的乳酸物質過多時，血液會呈現酸性，大腦也因為缺氧而導致焦慮不安。醋酸類能有效消除乳酸，使血液恢復弱鹼性。當精神壓力過大時，不妨多攝取醋酸類食物。

含有醋酸的食物有檸檬、橘子、酸梅及食用醋等。

◎安神的食物

平常多補充具有安神效益的健康食物，能有效增強人體的抗壓能量。這些具有安神效益的食物，大多含有豐富的鈣質與鎂質，以及多重微量元素。這些食物能增強人體的平衡能力與調節能力，使大腦鎮靜，並使情緒穩定平和。

具有安神效果的天然食物有白木耳、蓮子、蜂蜜、海帶、芹菜、菠菜、糯米、芝麻、豆類、牛奶類、紅棗、白菜、百合、桂圓肉、金針花等。

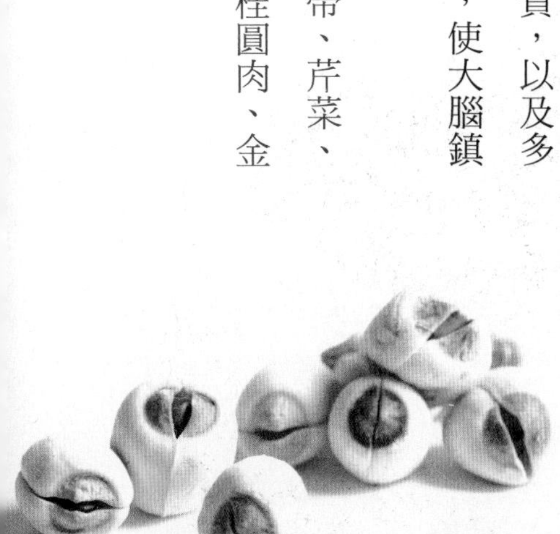

◎雜糧食物

大部分的雜糧食物都是減壓的最佳推薦食物。由於各種五穀雜糧中普遍含有豐富的維生素Ｂ群，包括B_1、B_2、B_6、B_{12}、葉酸、煙鹼素等，它們都是平衡情緒的優質營養素，能有助於調整內分泌系統。平常的飲食，盡量將米食改成雜糧類食物，即能補充身體內的微量元素與維生素Ｂ群營養，幫助人體克服壓力，擺脫情緒負擔。

推薦的雜糧食物包括有胚芽米、糙米、雜糧飯、全麥麵包等。

創造舒緩減壓的飲食生活……………

◎熱水泡澡減壓法

每天人們都會工作中與生活中遭遇各種類型的壓

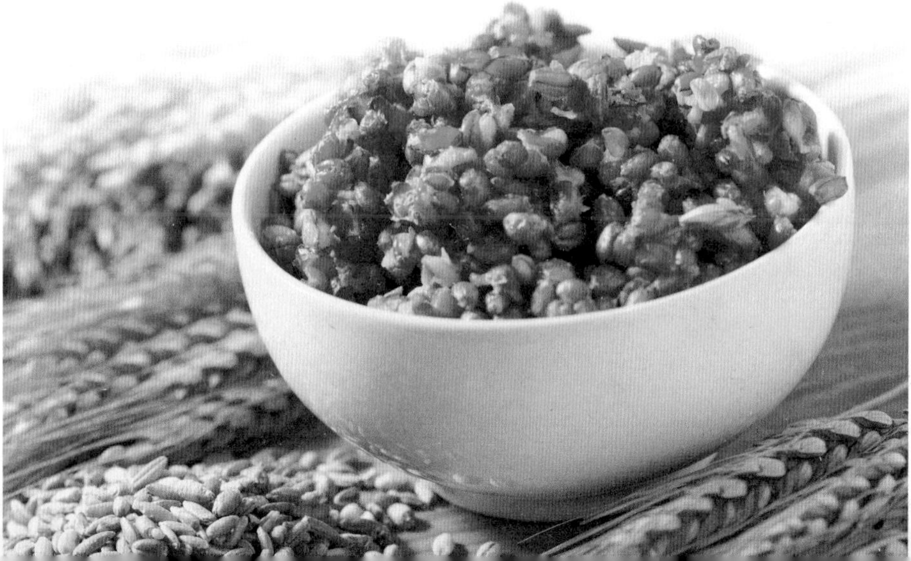

力，若能在一天結束時，讓全身舒放在熱水泡浴中，不失為一種減壓的好方法。

將全身浸泡在熱水中，能使心律降低，並使末梢血管舒展開來，放鬆的全身狀態也能抑制交感神經的活躍，全身的血液循環也相對獲得改善。如此，即能幫助消除壓力，使人心情放鬆愉快。

水溫設定在攝氏三十八至四十一度，浸泡時間約只要二十五分鐘，就能發揮充分發汗、舒緩緊張情緒的效果。

◎腹式呼吸的奧妙減壓法

當人處於精神焦躁的情況下，要如何舒緩與自處確實是不容易。然而，既然壓力已經是現代人生活不可避免的課題，那麼學習對應壓力與舒緩壓力，也是長壽人生必修的重要學分。

如果感覺身體承受較大的緊張感時，盡量學習在短時間內消除它，如此才能避免壓力在體內堆積，使身體保持平衡健康。

能在短時間內消除壓力的方法就是腹式呼吸。腹式呼吸是一種運用腹部吸氣與吐氣的方法，能在任何時間與場所進行。

將全身體的意識先集中在呼吸上，將腹部慢慢鼓起，鼓起的同時，並使用鼻子充分吸氣。吐氣時，使腹部的氣慢慢排出，並慢慢由口中吐出氣息，使腹部呈現凹陷狀態。練習時反覆進行三至四次即可。

當身心承受焦躁狀態時，透過腹部的呼吸練習，能有助於抑制交感神經的功能，消除身心的緊張感。這是因為腹式呼吸是一種深度的呼吸，能使氧氣充分送到肺部各角落，而充足的氧氣也能透過血液輸送到全身細胞，因此全身細胞就能獲得紓放的感覺。

養成腹式呼吸的鍛鍊方法，能幫助你代謝掉生活中各種大小壓力與不如意，進而成為一個身心平衡的人。

◎消除壓力的身體伸展操

壓力來襲時，做一些有助於舒緩壓力的小體操，也很有幫助。

將身體站直，將身體慢慢往下彎，直到讓雙手可以觸碰到腳部為止。身體過於緊繃時，可以保持膝蓋微彎曲。保持身體往下彎曲姿勢停留約十五秒，然後起身回到原始的動作，重複進行十次即可。

這個簡單的小體操能使全身放鬆，幫助舒緩筋骨的壓力，並能消除各肌肉僵硬的部位。

◎補充充足水分

大腦中水分占總大腦重量的百分之七十的分量，因此人體每天至少要攝取約二千毫升的水，來幫助身體與大腦進行代謝。若人體過度缺水時，大腦中的水分不足，會影響代謝效率，同時會引發疲勞與頭痛症狀，也容易使人暴躁。

充分享有平衡無壓的長壽生活，現在開始，每天清晨起床時先喝一大杯水，如此才能使腦細胞活絡，有利於減壓平衡。

◎避免食用重口味飲食

要能有效減輕與改善壓力源，需要特別留意飲食。日常飲食要避免攝取高鹽分的油炸零食、醃漬食品、罐頭食品與速食食品，因為這類高鹽分食物容易導致血壓升高，使人的情緒更為緊繃。

油炸飲食也會使人壓力加劇，油炸零食、炸雞等速食，均含有高度脂肪，不容易消化，大量攝取的過剩油脂會阻塞在血管中，使血液的換氧能力下降，長久下來，會導致膽固醇指數攀升，使人的壓力越來越大。

此外，也應該戒除高糖分的飲食，過量攝取甜食也是壓力的來源。甜食中的碳水化合物，會快速在身體內被吸收，使血糖急速上升，不久後又快速下降，使精神更感疲倦，並使身體更感壓力。

若要享有輕鬆無壓的長壽生活，從現在開始，請好好拒絕高鹽、高糖與高脂肪的飲食。

Part 4

邁向長壽的飲食生活

每天都要吃早餐

要達到令人稱羨的長壽生活，平日的飲食計畫絕對不能忽略早餐的重要性。早餐不僅是維持人體一天上午的活力來源，同時也左右著大腦的能量與活力。許多人經常省略早餐或輕忽早餐的重要性，殊不知，早餐正是決定人體青春泉源的重要能量。

若能多花些心思在每日早餐上，將能有助於你早日邁向長壽健康的人生目標！

不吃早餐，老得快

由於人體經過一整個夜晚的新陳代謝，前一天所攝取的熱能已經消耗殆盡，早

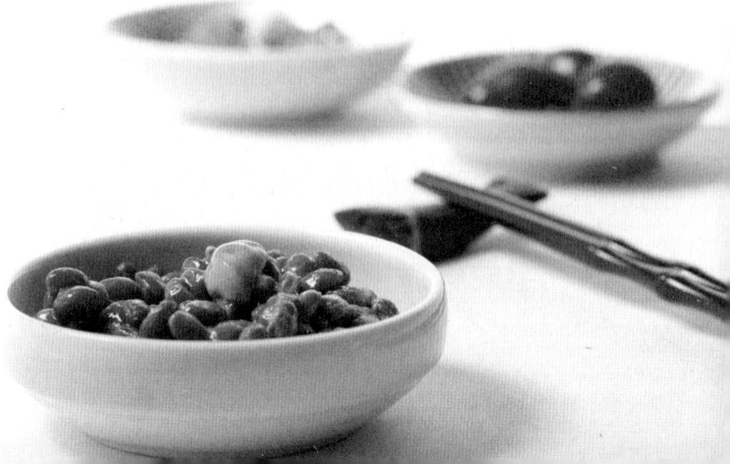

晨起床時，是人體能量最低下的時候。這時若沒有透過早餐來獲取新的能量，那麼人體的能量與大腦的運作功能都將受到影響。

不吃早餐，磨損胃腸健康

長期習慣不吃早餐的人，很容易罹患各種胃腸慢性疾病，這是因為人體的胃部在夜間依然會分泌少量的胃酸，若早晨醒來沒有適當的補充食物，胃酸將會過度刺激胃壁，長期下來，便會引發胃炎或胃潰瘍症狀的發生。

不吃早餐，容易罹患慢性病

人體經過一整夜的代謝運作，體內的水分與營養將大量耗損，缺水與營養的環境會導致血液黏度增高，不利於夜間產生的廢物排出體外。如果沒有在早晨時適當攝取早餐，適時補充水分與營養，人體將更容易罹患便祕、結石，也容易增加中風、心肌梗塞等病症的危險。

不吃早餐，反應遲緩

有句話說：「不吃早餐使人越來越笨！」這是千真萬確的事實。如果腦部無法及時獲得營養補充，長久下來，便會導致反應力下降，注意力失調，而長期腦部營養不良，甚至會使大腦提早衰老。

輕忽早餐更容易發胖

從夜晚到早晨，人體的葡萄糖能量早已經消耗殆盡，如果早餐沒有及時攝取，人體便很容易出現疲乏，甚至容易發怒。如果等到中午才開始攝取一天的第一餐，人體會因為過度飢餓，反而會攝取更多的食物來作為補償。

此外，忽略早餐還會導致身體內的膽固醇數值越來越高，而體內對於胰島素的敏感度則會下降。人們會在不知不覺中攝取過多熱量，體重自然會愈形增加。

長期忽略早餐，且總是在午餐時過量飲食，人體就會引發肥胖，甚至容易導致糖尿病與心臟病。

使人長壽的早餐祕訣

保持吃早餐習慣的人，比一般人更較容易保持神采奕奕的狀態。所以，早餐可說是保持長壽最為重要的一餐了。

人體在睡眠狀態時，新陳代謝的效率會降到最低，而當人體甦醒時，新陳代謝的效率又會恢復到正常水準。若能在醒來時盡快食用早餐，便能促使新陳代謝的效率提升。

養成定時定餐的吃早餐，能使人維持良好的血糖水平數值，它還能幫助控制食欲，避免在中午或其他時間飲食過量。

如何聰明吃早餐？

◎低脂——避免吃速食類早餐

早餐要吃得好，但絕非是高脂肪的飲食，低脂的飲食永遠是早餐飲食的法則。許多人為了圖方便，早餐經常購買便利的速食果腹解決，但這樣的的飲食內容卻偏油膩，反而對人體有負面影響，而低脂的飲食不僅容易消化吸收，對人體也無負擔。

◎食用溫熱飲食

早餐要避免食用冰冷的食物，溫熱的飲食是早餐的首選。過於冰冷的食物，會使得原本處於收縮狀態的神經與肌肉更為緊繃，如此就會引發體溫下降，導致身體的血液循環不良。

過冷的早餐會影響身體的循環作用，使消化與吸收作用變得窒礙難行。若消化系統的運作經常出現障礙，長久下來，便會導致人體的免疫力下降。

◎攝取豐富的纖維素

早餐無論豐盛還是簡單，絕對不能忽略的要素就是纖維素。那麼，你可以有哪些選擇呢？

- 早餐最好食用一份高纖維的水果。而且最好是未經加工過的水果，如蘋果、香蕉、柳橙等。

・盡量選擇未經加工的纖維食品。如未經加工的全麥麵包，來替代精製白麵包。因為未經加工食品中的膳食纖維能直接被人體吸收，而加工食品的膳食纖維卻會分解為糖分而被人體吸收。如果經常在早餐時食用加工食品，容易在體內堆積糖分，使身體的脂肪增加。高纖維的燕麥粥或一片全麥麵包，絕對是優質的長壽早餐選擇。

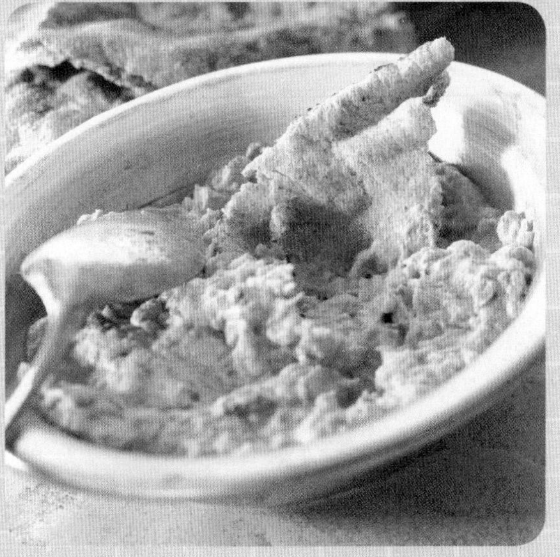

◎食用柔軟的早餐

早餐要避免食用堅硬又難以消化的食物，如油炸麵餅或堅硬乾燥的麵食等。早餐宜多採取溫和又柔軟的食物，如溫熱的湯、麵包、麵條、豆漿、粥、蔬菜與水果等。由於早上人體的脾胃運作速度較慢，若攝取堅硬或乾燥的食物，容易對食道與胃腸黏膜造成過度刺激，如此便會引發消化不良或各種消化性疾病。

◎多食用穀類食品

每天早餐固定食用穀類食品，將有助於預防感冒與咽喉炎。由於穀類食品含有較豐富的微量元素與維生素、礦物質，能有助於提高身體的抗病毒能力，經常食用，就能提升人體的免疫力。

◎最好的吃早餐時間

建議不僅要每天吃早餐，同時更要在最好的時段吃早餐。早上七點是人體最適當的早餐時間，因為體內的腎上腺素皮質在凌晨四點左右，會分泌腎上腺素，讓身體自然處於準備狀態，並使大腦與肌肉在早上就開始活動。若能在早上七點鐘準時用餐，就能有效幫助人體在上午時段保持最佳的體能與腦力狀態。

多攝取蔬食

多吃新鮮和有機食品

要享有長壽人生，建議多吃色彩鮮豔的蔬果。蔬果的顏色越鮮豔，所攝取的各種營養素也就越豐富。

究竟，這些色彩鮮豔的蔬果，飽含哪些長壽營養素呢？首先，這些蔬果中的色素中含有豐富的抗氧化物，它們能優越的保護心臟與血管，同時抗氧化物也能有效預防癌症，並優越的幫助細胞延緩衰老。

◎紅色蔬果

具有紅色外皮的番茄、胡蘿蔔、蘋果、桃子、李子、櫻桃等蔬果，含有豐富的胡蘿蔔素與茄紅素，它們都是優

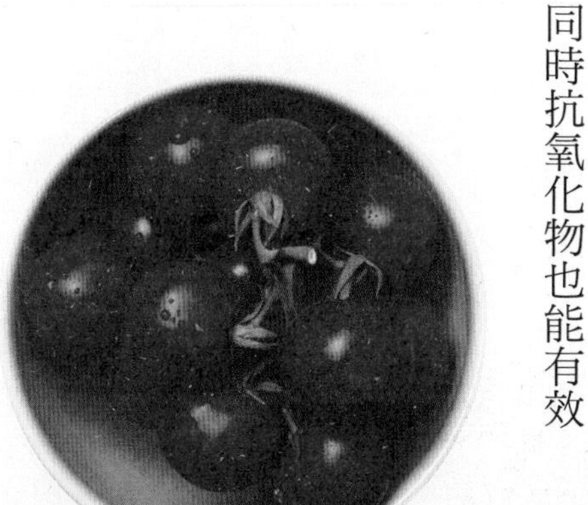

越的抗氧化物，提高人體細胞的活性，積極防止自由基對於人體細胞的侵害，提高人體免疫力，有助於防治癌症，同時有助於抗衰老的發生。

紅色的蔬果也能提高人體的食欲，並有利於刺激神經系統的興奮。

◎紫色蔬果

藍莓、葡萄、草莓、蔓越梅、茄子、櫻桃、紫色甘藍等蔬果中，通常都含有花青素，這也是一種強大的抗氧化物，能對抗氧化發生，積極預防癌症。

花青素也是保護眼睛的最佳營養素，能保護眼睛健康；也能增強血管彈性，防止動脈硬化發生，並發揮強健心臟的功能。

紫色蔬果通常也能增加腎上腺素的分泌，並能有效調節神經的功能；也是豐沛礦物質鉀、鎂、鈣質的來源，能保持人體的酸鹼平衡，同時也能使人體保持平穩的情緒。

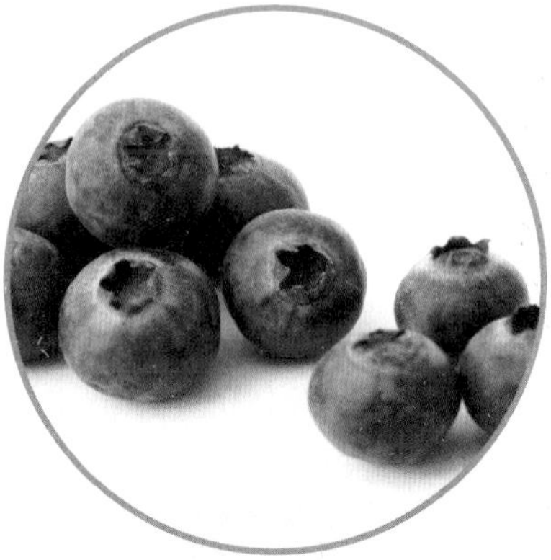

◎黃色與橘色蔬果

柑橘、檸檬、木瓜、香蕉、葡萄柚、鳳梨、南瓜、玉米、芒果、黃色甜椒、柿子、哈密瓜、番薯等屬於黃、橘色食物，這類食物中都含有豐富胡蘿蔔素，它是強大的抗氧化物，能防止身體衰老，也能預防各種癌症病變的發生。

黃色蔬果中的色素營養屬於一種黃酮類，具有抗酸化的作用，也能抑制過酸化脂質。黃酮類營養還能積極的預防老化發生，並防止動脈硬化。

黃色蔬果中也含有豐富維生素E，能減少皮膚出現斑點，並有利於促進脾胃的功能，改善消化系統的健康，並能幫助延緩衰老。此外，黃色蔬果中也含有豐富的黃鹼素，具有較優越的抗癌作用，多食用黃色蔬果可幫助增強人體的免疫能力。

橘色蔬果普遍含有橘色素，它是一種抵禦癌症發生的優越營養素，對抗癌細胞的活性是胡蘿蔔素的五倍。橘色蔬果中也是豐沛維生素C的來源，能提高人體免疫功能，發揮優越的保護功效。

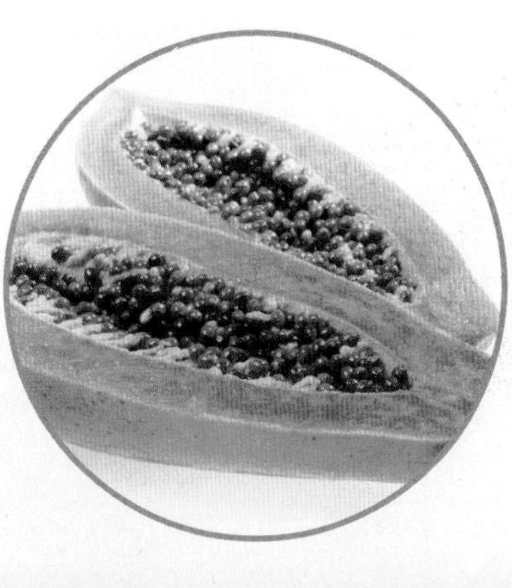

◎綠色蔬果

菠菜、空心菜、甘藍菜、豌豆、青椒、奇異果、小白菜、花椰菜等蔬菜都屬於綠色蔬果。這類蔬果中普遍含有豐富葉綠素，它能清潔血液，使人體保持弱鹼性，還能使人體保持青春的活力。

綠色蔬果也是豐富鈣質的來源，多食用綠色蔬果能有助於舒緩失眠症狀，發揮優越的情緒鎮靜作用。綠色蔬菜還普遍蘊含酒石黃酸成分，能阻止體內的糖分轉變成脂肪，有助於控制體重，防止肥胖發生。

◎黑色蔬菜

黑色蔬菜中普遍含有花青素與葉綠素，這兩種豐富的色素類營養，能發揮優越的抗氧化功能，增強人體的抗癌能力。黑色蔬果中也是豐沛的礦物質與維生素來源，如鈣、鐵、鋅、硒等營養，能發揮抗氧化與抗癌的優越功效。

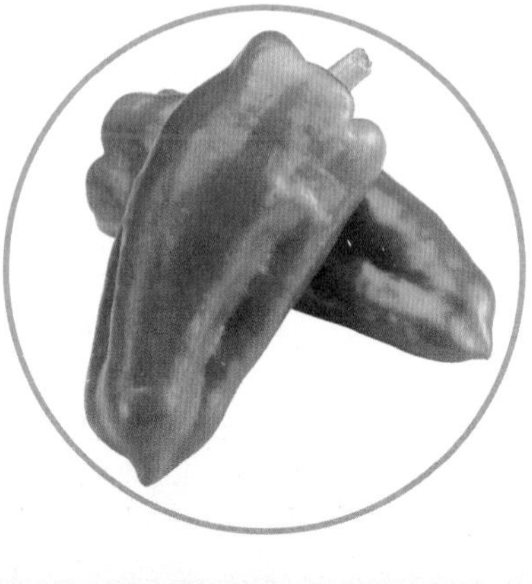

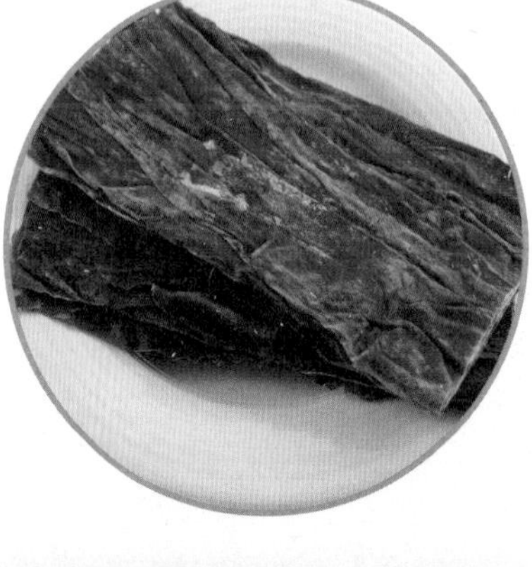

海帶、黑芝麻、黑木耳、香菇、桑葚、葡萄、烏梅等都屬於黑色蔬果，普遍含有豐富的鐵質，能有助於刺激人體的造血系統，並增強內分泌系統；黑色蔬果中的鉀、鎂、鈣物質也很驚人，能調整平衡人體的血液酸鹼性，還能提高人體的新陳代謝功能。

黑色蔬菜也充滿豐富的活性物質，其中含有的維生素C更是其他蔬果的數倍，能增強人體的抵抗力，有助於對抗腫瘤細胞的入侵，利於預防癌症發生。

◎白色蔬果

白色的蔬果包括蓮藕、白蘿蔔、竹筍、筊白筍、山藥、冬瓜等，白色的蔬果能安定情緒，並有助於調節視覺，同時也能有利於舒緩高血壓與心臟病。白色蔬果中的膳食纖維都具有排毒的功效，普遍被稱為「人體的清道夫」，能有效幫助清除腸道的廢物，防止體內毒素的堆積。

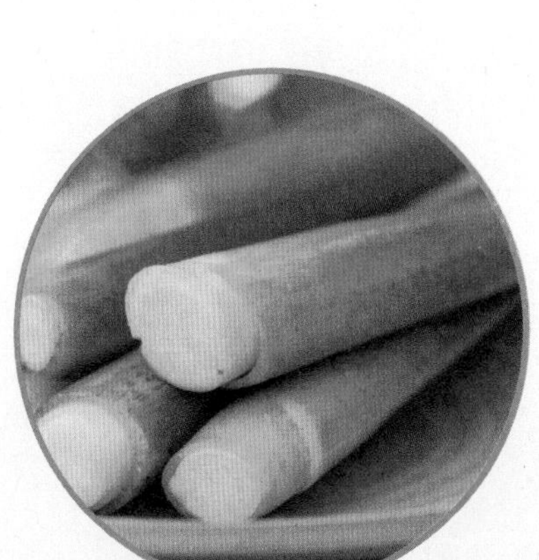

享有長壽人生的蔬食吃法

◎新鮮生食

生食是最能保證攝取蔬食新鮮能量的吃法。未經烹調的蔬菜，能攝取最豐富的水溶性維生素，礦物質與膳食纖維也能最大限度的保留，並能品嘗到蔬菜的鮮甜口感與風味。生鮮的蔬菜中含有天然酵素物質，這種酵素物質只能在低溫環境中活存，若經過高溫烹調就會流失。天然的食物酵素能提高人體的新陳代謝能量，有助於促進腸道的代謝力，體內充足的酵素能保證免疫力系統的正常運作。

◎短時間的低溫烹調

水煮、涼拌、快炒等都是烹調品嘗蔬菜的好方法。短時間的低溫烹調，不添加過多的調味品，更能品嘗到食物的原味。水煮的時間不宜過長，否則蔬菜中的維生素C及礦物質容易流失。

醫學專家指出，食物只要經過高溫烹調，就可能產生毒素，如澱粉在攝氏一百三十度高溫下，就會產生致癌物質，糖類與蛋白質也一樣，植物性油脂的耐受力更低，一超過攝氏七十度就會釋出自由基。而一般常見的煎、炒、炸等烹煮方

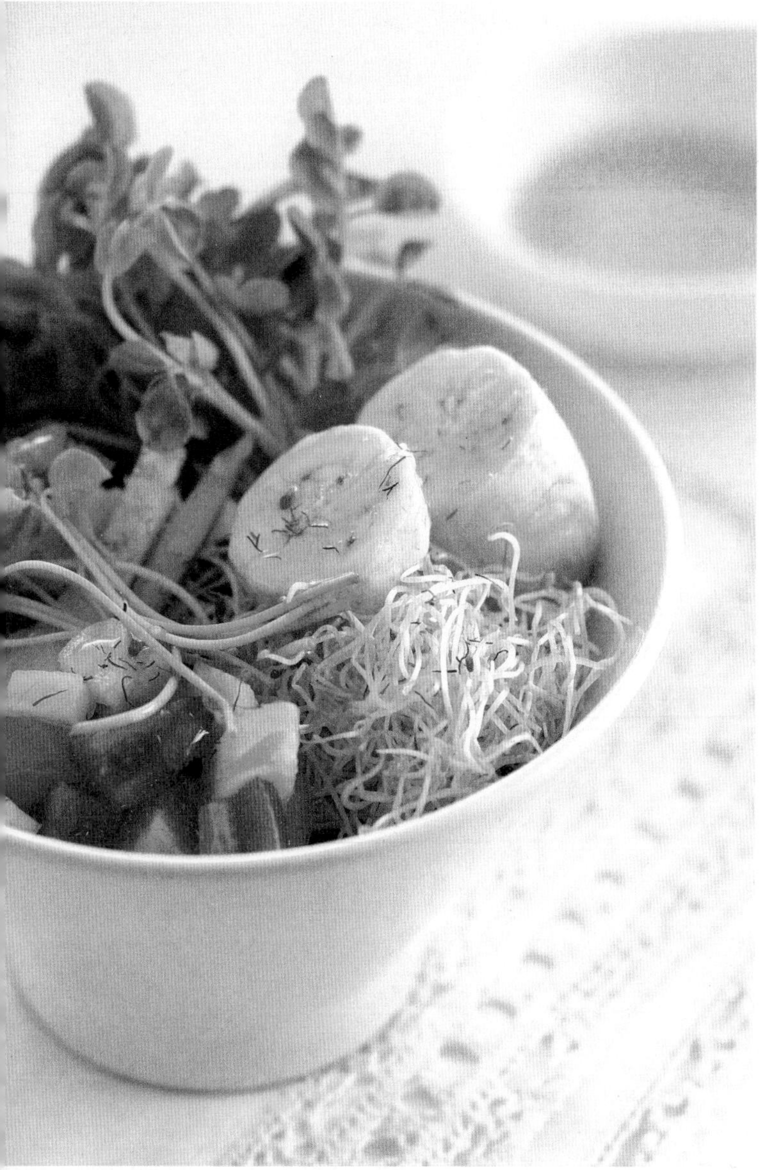

式，溫度大都在攝氏一百八十度以上，不但營養流失，也會產生大量的毒素，對人體有極大影響。

為了保存食物的天然美味及減少致癌風險，烹煮食物的溫度應控制在攝氏一百二十度以下，油類的使用更應該在攝氏六十五度以下。

充足的飲水

水是有助於長壽的營養物質，要達到長壽均衡的健康目標，水的攝取絕對不可忽視。水不僅是維持人體生理正常運作的重要營養來源，更是人體保持長壽的重要祕訣。

人體的生存充分依賴水環境

人體細胞與各器官的周圍包圍著水，各組織與器官中也含有大量水分，心臟中的水分量約百分之八十，大腦含水量有百分之七十五，腎臟中含水量為百分之七十三，肌肉中則有百分之七十六水分，連骨頭中也含有百分之二十二的水分。

人體的全身細胞約在一百二十天會進行一次全面性的更新，若細胞周圍環繞在健康的水環境中，那麼細胞就能正常的再生新細胞，人體器官便能保持健康的運作。

水分也參與人體的各種生理功能與新陳代謝作用。各種營養物質，如蛋白質、脂肪需要溶解在水中，形成膠體狀態，才能有利於人體吸收。而水分在血管與細胞之間川流，則有助於將氧氣與營養物質輸送到組織細胞，並將代謝後的廢物排出體外。

當人體內部缺水時，新陳代謝的效率會降低，只有在體內保持充足的水分，人體新陳代謝完成的毒素，才能及時排出體外。

水分也是人體各部位的最好潤滑劑，充足的水分能滋潤胃腸，並快速被胃與腸道消化吸收，有助於促進消化。水分也能潤滑關節與器官之間的組織，防止器官之間相互摩擦受損。水分也能使皮膚保持滋潤，並維持肌膚的彈性與青春。

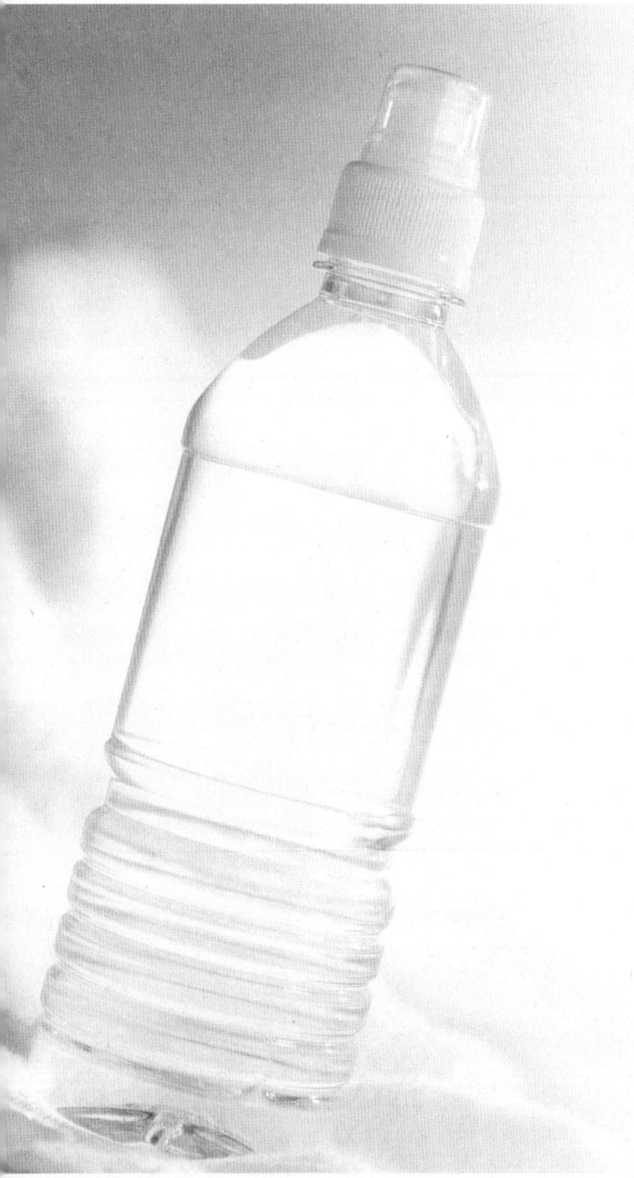

水也是調節人體體溫的高手。人體的呼吸與排汗，都會排出一部分的水分。在高溫的夏季，環境的溫度將高於體溫，於是人體會透過排汗作用，使水分的蒸發帶走部分熱量，由此來幫助調節降低體溫，進而防止人體中暑。當冬天環境溫度趨於低溫時，人體內的水分則能有效貯備熱量，因此人體不至於因為外界的低溫，而使體溫被快速波動影響。

此外，水分也是調節人體感冒病毒的特效藥。當人體出現感冒與發熱症狀時，多喝些開水，能幫助人體發出大量汗水，發揮退熱的功效。大量的水分能沖淡血液中細菌的毒素，並加速毒素排出體外。

充足的水分還有助於保持苗條的體態。多喝些水，能幫助清除體內堆積的脂肪，讓人愈形苗條。當人體的水分充足時，腎臟能發揮正常代謝作用，足夠的水分也能使肝臟正常司掌排毒功能，幫助代謝脂肪，如此能防止脂肪在體內堆積，自然就能保持良好體態。

缺水是老化的表現

缺水是老化的主要表現，當人體出現老化現象時，體內的水分也會逐漸流失，引發乾燥現象，由此將導致皮下組織萎縮，皮膚也將出現皺紋與乾燥症狀。

年輕人體內的水分約占人體的百分之四十二；而老年人體內的水分將只剩下百分之三十三，由於老年人對於自身缺水的反應力逐漸降低，因此當人體意識到口渴時，體內往往已經處於嚴重缺水的狀態。因此，老年人應該保持隨時補充水分的良好習慣，讓人體保持在水分充足的狀態，如此就能協助人體代謝循環順暢，幫助達到長壽生活的目標。

水分攝取不足的人體，將堆積各種有毒物質，長久下來，自然會引發各種代謝障礙的疾病，甚至引發慢性疾病。源源不斷的攝取水分，才能排出代謝後的廢物，清洗細胞與器官，並改善內分泌功能與內臟功能，在充足的水分運作下，自然能提高人體的免疫能力。

充足的水分能使人減少罹患心臟並與腦中風的機率，水分也能提高人體的免疫力，使人降低感染感冒病毒的機率。經常保持充足飲水的人，也比較不容易出現頭痛、背痛或關節痛等疼痛症狀。

長壽人士的飲水建議

- 每天至少喝八大杯純水，少喝含糖飲料與咖啡飲品。如果有運動鍛鍊的習慣，或有過胖的煩惱，那麼建議你的飲水量，要提高到每天十杯。
- 若喝酒、茶飲或咖啡時，應該同時多補充水分，來避免利尿作用引發的失水現象。
- 工作忙碌的人最好在桌上放一大瓶水，同時要避免連續兩小時不飲用水。
- 保持在運動前與運動後都要補充大量水分的習慣。
- 在工作與生活中的場合中放滿水，讓自己充分吸收水分。建議在車內、背包、辦公室、公事包中各準備一瓶水，如此才可以便於在通勤時補充飲用。
- 避免透過飲用茶飲、咖啡、蘇打水等含有咖啡因的飲料，來替代日常飲水的補充。因為在咖啡因的作用下，身體只會吸收一半的水分。

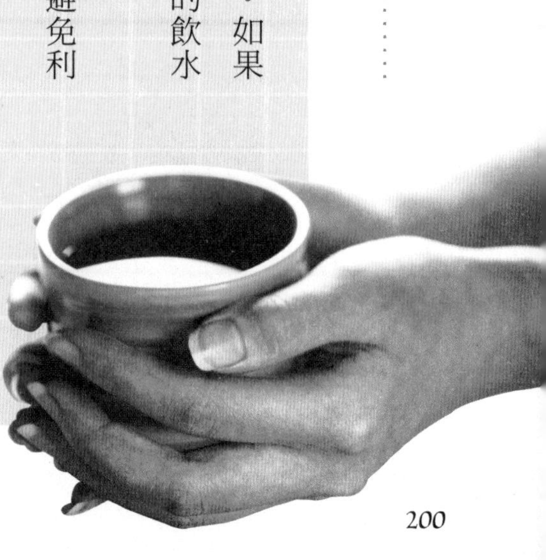

在飲食中加入長壽食物

享受長壽人生，飲食占有非常重要的地位。你一生的飲食計畫，應該加入具有能提供能量的長壽飲食。

將長壽能量食物，添加到一生的飲食清單中，將能逐漸感受到長壽飲食的能量，讓你充分擁有活力健康的人生！

海藻

海藻可說是來自大海中的珍寶，各種海菜都含有豐富的礦物質與維生素，以及一種珍貴的膠質纖維素。

如果能持續將海藻加入一生中的飲食清單中，那麼必定能確保擁有健康的血液、乾淨的消化腸道、美麗活力的肌膚，還有強健的骨骼品質！

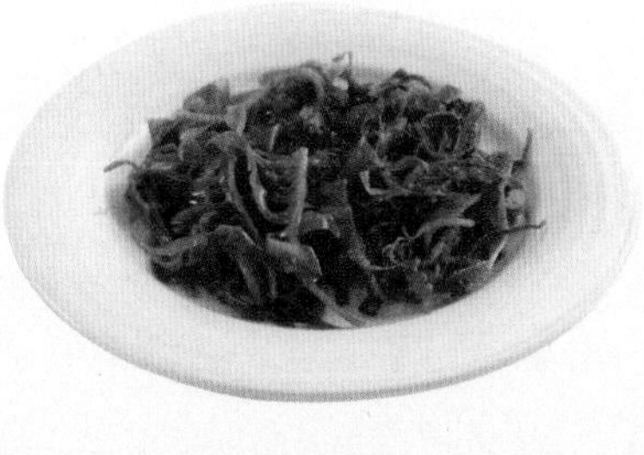

海藻中的豐沛膠質，能吸附人體內的各種重金屬物質，幫助清除人體在無法控制的污染環境中所攝取的各種有毒物質。膠質能將體內的重金屬物質轉化為無害的物質，然後隨著尿液排出體外，長期固定攝取海藻食物，將能保護人體，免受重金屬致癌物質的侵害，降低罹患癌症的風險。

海藻中的碘質與鎂質也是保護心血管的重要營養素，多攝取海藻，能有助於清除沉積在血管中的脂肪，積極的預防動脈硬化。

豆類

豆類可說是保持人體活力與能量的長壽飲食，自古就是世界上長壽人士最為仰賴的重要食物。

由於所有的豆類都飽含能提供人體能量的碳水化合物，因此是保持人體基礎能量的重要飲食物。

豆類飽含豐富的膳食纖維，且包括有可溶性纖維與不可溶性纖維，其中的不可溶性纖維，能促進腸道蠕動，幫助代謝廢物與毒素，有效預防大腸癌的發生。可溶

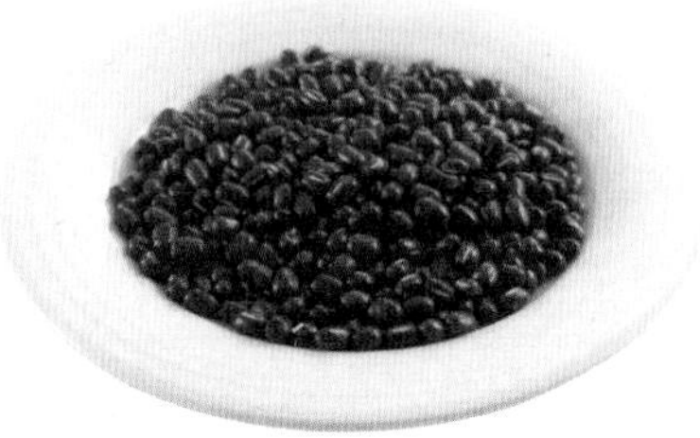

性膳食纖維能幫助減少血液中膽固醇的含量，並有助於調整血糖值。多攝取豆類，可幫助預防各種慢性疾病，並充分保護心血管健康，是不可多得的長壽食品！

豆類還是豐沛礦物質的寶藏，如黑豆與紅豆，含有豐富鐵質，多攝取這些豆類，能保持人體充沛的元氣，並維持血液的酸鹼平衡，還能有助於消除疲勞，使人保持在最佳狀態。

綠茶

如果希望擁有健康長壽的人生，不妨取法日本人的飲食習慣，他們的飲食清淡且節制，普遍飲用綠茶，大量運用綠茶作為國民飲品的結果，使得日本民族罹患心血管疾病的比例相對較低，同時日本民族的肥胖人口也比其他地區要來得少。

綠茶中的兒茶素是一種非常優越的保健長壽成分，屬於抗氧化物的兒茶素，具有降低血脂的優越作用，同時也能杜絕肺癌、乳癌與消化系統腫瘤的發生。

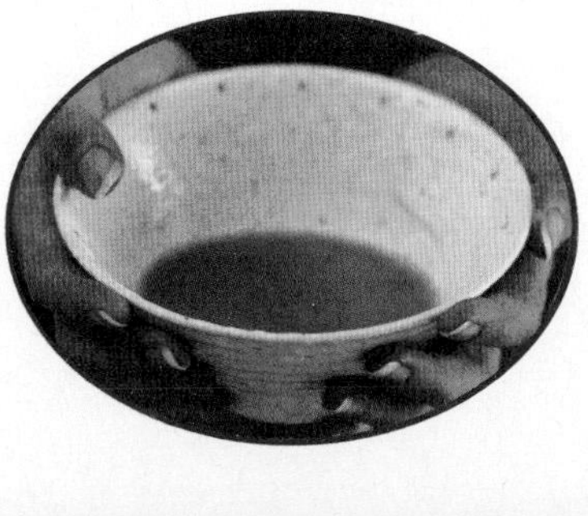

綠茶中的多酚物質也是一種強大的抗氧化物，能保護身體的細胞不被自由基所侵蝕威脅，且多酚的抗氧化威力比維生素C還要強大一百倍！

綠茶也能強健人體的骨骼，有計畫且持續性的飲用綠茶，每天飲用兩杯，就能幫助增強人體的骨質密度。

想要擁有健康愜意的長壽人生，從現在開始，將風味清新的綠茶加到你的日常飲食清單中吧！

番茄

番茄被譽為本世紀最值得推崇的防癌食物之一，這其中並無誇大之處。番茄是地中海地區人們的日常飲食物，大量依賴番茄的結果，顯示此地區人們罹患乳癌與攝護腺癌的比率較低，同時也擁有較為健康的心血管品質。

番茄中最為珍貴的營養就是茄紅素，多攝取茄紅素，將能幫助人體降低罹患攝護腺癌、乳癌、肺癌與胃癌的機率，還能有效預防心臟疾病。

番茄也是豐富鉀元素的來源，能調整居高不下的血壓值；維生素C與胡

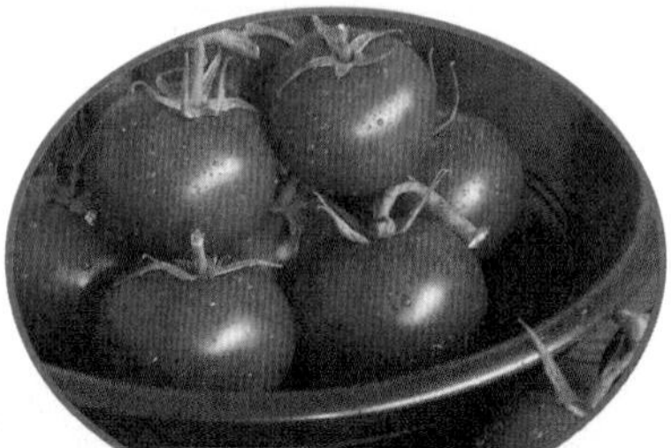

蘿蔔素則是優越的抗氧化物，能整體提高人體的免疫能力，發揮保護人體健康的卓越功效。

黃豆

豆類含有珍貴的大豆蛋白，這是一種植物性蛋白質，能提供人體重要的蛋白質營養需求，卻不至於像動物蛋白一樣，會對於人體造成各種威脅與負擔。

豆類中的黃豆可說是雌激素含量最高的食物，多攝取黃豆，能保持女性的生理健康與心理健康。黃豆更是豐沛卵磷脂的來源，這是構成大腦細胞的主要成分，多攝取卵磷脂能幫助健腦，有利於活絡大腦細胞，提高人體的記憶力與注意力，同時也能延緩腦細胞退化，對於增強體質也很有幫助。

花椰菜

屬於十字花科蔬菜的花椰菜，近年來以其優越的抗癌能力，成為卓越閃亮的長

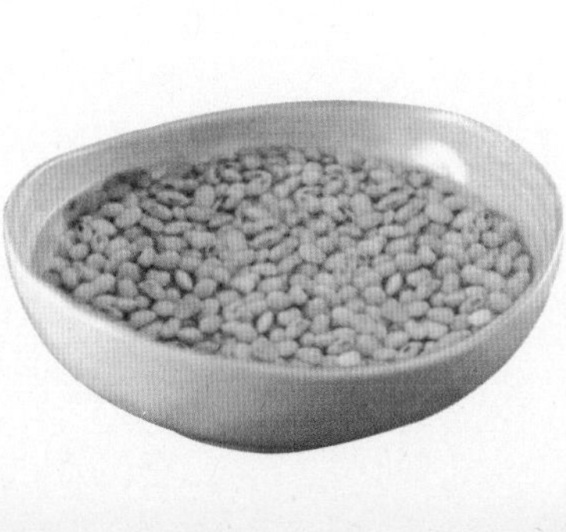

壽食物明星！

花椰菜中最為人稱道的長壽營養素，就是異硫氫酸苯乙酯與甲醇。異硫氫酸苯乙酯能破壞體內的致癌化合物，同時也能殺死幽門螺旋桿菌，因此能有效保護胃腸，阻絕人體罹患胃癌的機率。甲醇則能促進人體內激素的代謝變化，多攝取花椰菜能預防乳癌發生。

花椰菜也是豐富維生素C與胡蘿蔔素的來源，也因此被科學家認為是最優越的抗衰老與抗癌食物。

建議每週至少食用三次花椰菜，能幫助人體攝取完好珍貴的抗癌營養素，同時補充豐沛的鉀元素與胡蘿蔔素。

葡萄柚

酸甜多汁的葡萄柚可被稱為是保護心血管與心臟的聖品。葡萄柚中含有豐富膳食纖維，是一般水果的兩倍，或是一份燕麥的三倍，能代謝身體內多餘的脂肪，也能清除血液中的壞膽固醇，使血管清澈通暢，並有利於調整血壓。

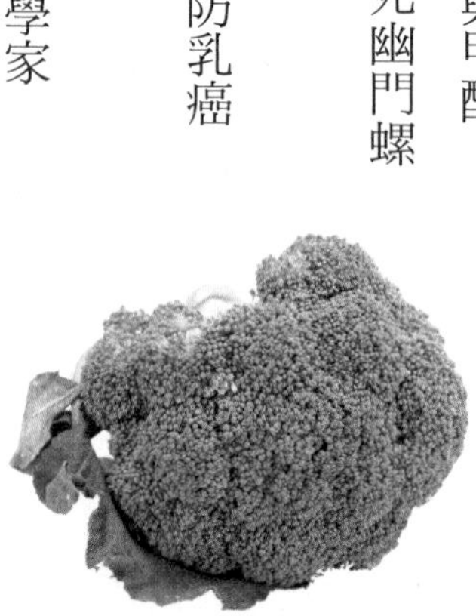

葡萄柚的優點不只低脂、高纖等，還有無鈉、高鉀、高葉酸，美國專家研究也證實，癌症病患的飲食中若多添入葡萄柚，可減少三至四成疾病的再發機率。而新鮮的葡萄柚汁中含有豐富維生素C，具抗氧化劑作用，能防止血液凝塊及抗病毒。葡萄柚的果肉又含有獨特的果膠，可降低膽固醇，也有抗癌的作用，尤其對預防胃癌、胰臟癌特別有效。

甜菜根

甜菜根普遍受到世界長壽人士的推崇，是一種優質的長壽保健食品。屬於紅色食物的甜菜根，飽含豐富的胡蘿蔔素與類黃酮素，它能降低血液中膽固醇的氧化機率，有效保護動脈血管壁，因此能有效防止心血管疾病與腦中風的發生。

甜菜根中的葉酸含量豐富，能有利於清潔血管，同時發揮淨化與排毒的功效。

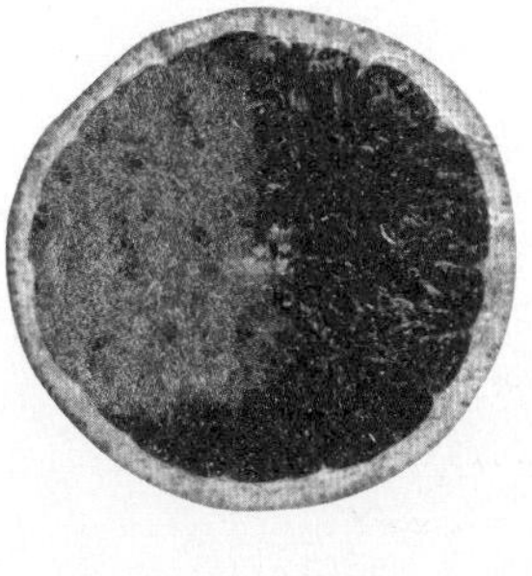

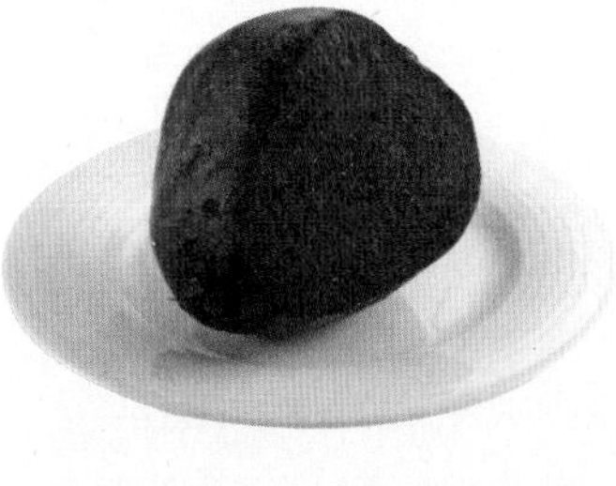

由於甜菜根中含有豐富的硅元素，能促進人體更好的吸收鈣質營養，所以能增強骨骼的健康，保護人體免於骨質疏鬆的危機。

大蒜

大蒜自古以來就是優越的長壽保健食品，更是保護心血管的重要食物，含有揮發性激素，能清除堆積在血管中的脂肪，發揮優越的降脂作用。

大蒜中至少含有四百多種化學物質，以及多種抗氧化物，這些物質能有助於抑制自由基對於人體的損傷，也能幫助人體抗衰老。

大蒜也是預防動脈硬化與高血脂症的良藥，一瓣大蒜約可降低膽固醇達百分之九，能優越的阻斷肝臟細胞產生膽固醇。

橘子

充滿明亮橙黃色澤的橘子，是國內外健康人士推崇的長壽食物。

橘子中的類黃素自古就被發現能預防心血管疾病。橘子中的果膠是一

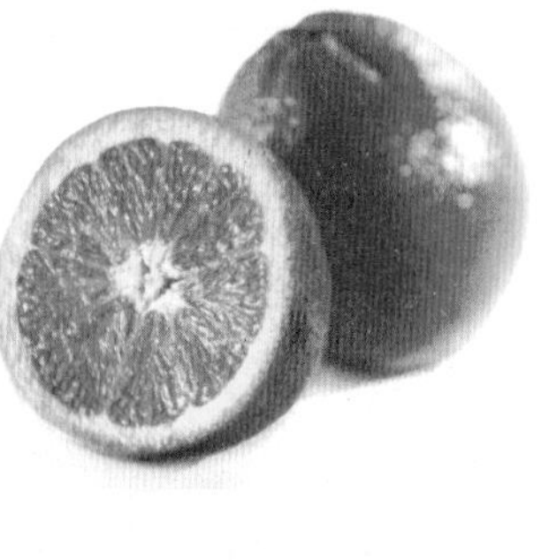

種優越的膳食纖維，這種果膠營養能幫助降低膽固醇，積極的保護心血管的健康。

多食用橘子也能幫助調整高居不下的血壓值，而所富含的鉀元素，能調降血壓，使人體保持健康平衡的狀態。

芝麻

芝麻是追求長壽人生不可或缺的重要食物。芝麻中含有重要的抗衰老成分——維生素E，它能促進細胞分裂，有利於維護細胞的完整性，幫助修復身體細胞。經常食用芝麻，可有利於抑制自由基在體內堆積，延緩老化的發生。

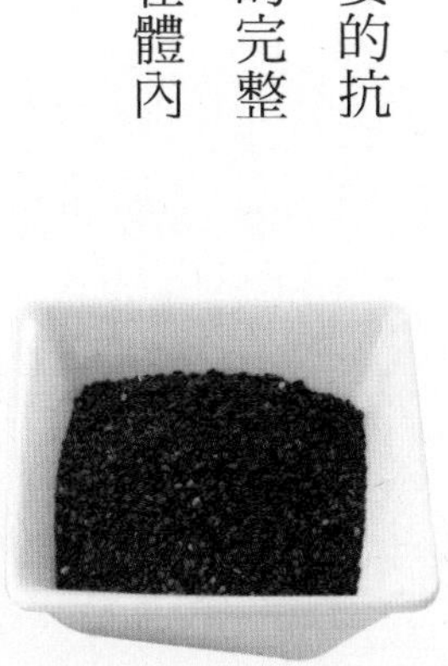

白蘿蔔

白蘿蔔是一種能多方面強化人體免疫力的根莖蔬菜。白蘿蔔中含有豐富木質素，能增強巨噬細胞的威力，幫助人體殺除致癌細胞。白蘿蔔中並含有糖化酵素，生食時能分解食物中的亞硝胺物質，防止胃癌發

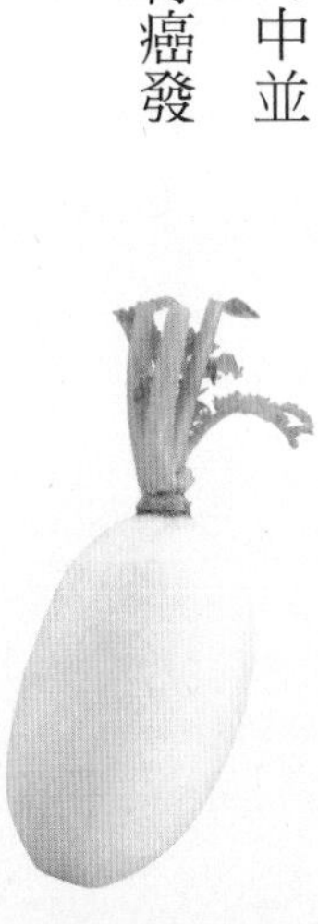

生。並含有豐富泛酸營養，能在體內分解化學合成物質，有助於預防體內化學中毒。

黑木耳

黑木耳中含有膠質，能促進腸道代謝，有助於潤腸通便，排除腸道毒素，防止大腸癌發生。黑木耳中並含有多糖物質，能幫助降低血液中的膽固醇，有利於控制體重。並含有一種抗凝血物質，能防止心腦血管的疾病發生。

黑木耳中並含有豐富蛋白質、碳水化合物、維生素與礦物質，能有助於改善高血壓、糖尿病與高血脂症。

香菇

香菇中含有植物性類固醇物質，能發揮優越的抗癌功效。還含有豐富的微量元素、無機鹽與礦物質，並含有高達三十多種生物酵素與氨基酸。

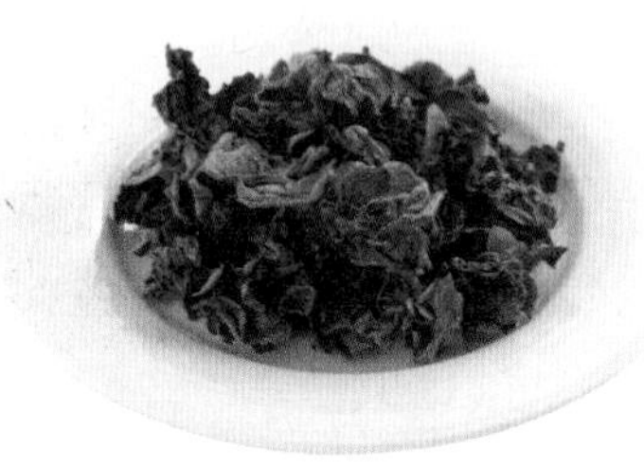

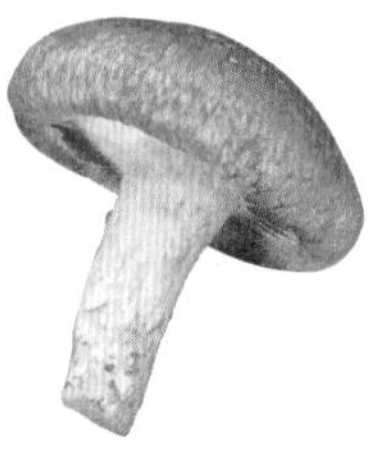

經常食用香菇，能幫助降低血脂肪，有利於預防動脈硬化症狀與調降高血壓。

優酪乳

我們的腸道中佈滿了各種好菌與壞菌，以及各種中立菌。這些菌種構成了腸道的生態平衡，並影響著人體的新陳代謝能力。當人體因為飲食過量或依賴肉類，或因為壓力、酒精、睡眠不足等外在因素，都會導致腸道中的壞菌滋長，好菌相對減少，如此一來，腸道的免疫能力就會受到破壞，從而干擾正常的代謝功能，長期無法改善，就會引發各種腸道病變。

優酪乳能增加腸道內的益菌數量，增強腸道的新陳代謝作用，幫助消化，改善便祕症狀，並整體提升人體的腸道免疫功能，能防止腸道發生感染現象。

優酪乳也是豐沛鈣質的來源，含有豐富維生素B_2，能強健骨骼，防止骨質疏鬆，可說是延緩衰老的重要長壽食物。

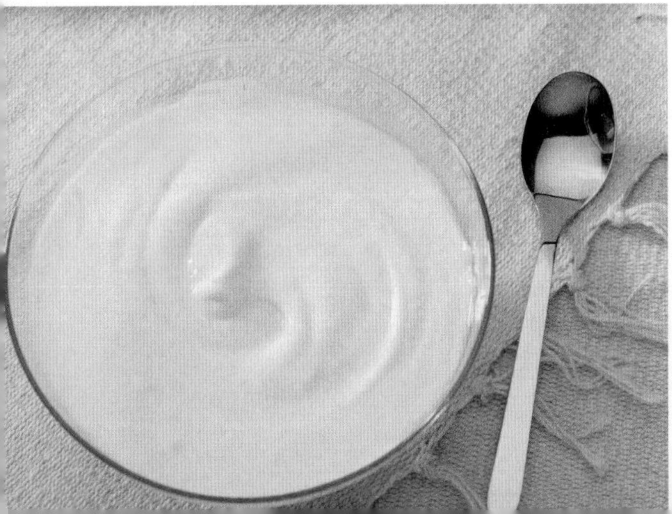

黑米

黑米自古以來因為含有豐沛鐵質，能發揮優越的滋補功效。經常食用黑米，能延緩衰老的到來，使人體經常保持青春活力的狀態。

黑米中含有花青素，這是使黑米外部呈現黑色的主要營養色素。花青素是一種抗氧化物，能發揮強大的抗衰老功效，有利於防止自由基在體內氧化。黑米中的色素還含有黃酮類的活性物質，能有利於預防動脈硬化症狀。

黑米也是豐沛礦物質的來源，其中的鉀與鎂能幫助控制血壓，並減少罹患心血管疾病的風險。黑米中的膳食纖維非常豐富，使人能緩慢消化，因此能有助於調整血糖質，改善糖尿病與心血管疾病。

生薑

生薑也是一種能延緩衰老的長壽食物。全世界的長壽人士都懂得運用生薑來保健身體。生薑中含有一種抗凝血的物質，能幫助降低血脂肪，防止血液凝

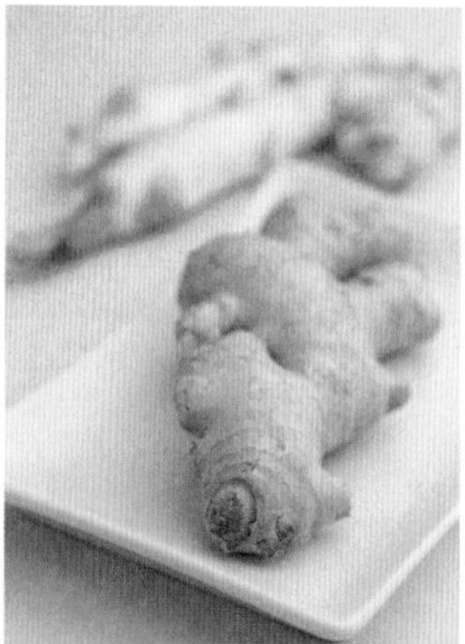

固，也能防止血栓發生。薑中的揮發油，能抑制人體對於膽固醇的吸收，防止體內堆積膽固醇。

薑中的薑酚物質，具有優越的利尿作用，能有助於預防膽結石症狀。

蘋果

對於有高膽固醇症狀的人來說，蘋果是改善高膽固醇的最優越食品。蘋果具有降低人體膽固醇的重要功能，能促進人體的膽固醇從膽汁中排出。蘋果中的果膠能阻止腸道吸收膽固醇，使膽酸排出體外。

蘋果中的維生素C與鎂，已是促進膽固醇代謝的高手，所含的鉀元素則能調整血壓，防止血壓攀升。

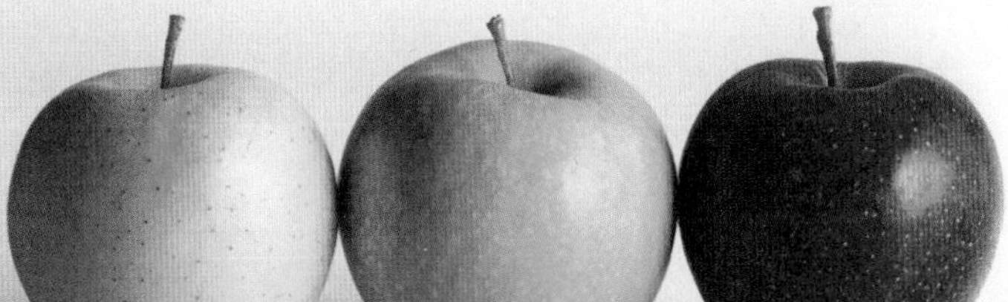

飲食減量

不過量的飲食，每餐只吃八分飽是維持長壽生活的祕訣。世界上的長壽老人都遵循著少量飲食的原則，減少三分之一的食物攝取量，能使人擁有更為健康的身體，還能使人活得更長壽。

過飽飲食為何扼殺健康

目前威脅人類長壽健康的最致命病症——心臟疾病與癌症的形成，大多數成因與人體內攝取的營養過剩有關。

過量飲食將導致營養過多在體內囤積，導致人體的能量代謝失去平衡，如此便會引發肥胖、高血壓、高血脂症、動脈硬化症狀、糖尿病等病症。這些慢性疾病都會使人體衰老，並容易危及人體的性命。

過量飽食也會對大腦與心臟功能形成障礙，這是由於人體需要將大量血液流到胃腸中來幫助消化，長期下來，就會導致大腦與心臟的供血不足，進而使大腦的功能紊亂，使大腦的思維能力降低，如此就很容易引發各種慢性疾病。

過量飲食容易疲勞

飲食過量或暴飲暴食，也是引發人體精神疲勞的主要原因。健康人體的血液是呈鹼性的，如果因為過量攝取肉類、高糖分與高蛋白的飲食，或大量攝取酒精飲料與碳酸飲料，長久下來，將會使得血液呈現酸性。

血液呈現酸性者，容易引發精神疲勞、嗜睡、手腳冰冷、免疫力下降，或容易引發內分泌失調，長期則容易導致各種慢性疾病。

吃太多，容易傷腦

飲食過量容易導致脂肪過剩，血管內的脂肪快速堆積的結果，將引發動脈硬化症狀，使得血管輸送血液、氧氣與營養的能力大幅減弱。這時大腦便無法獲得血液輸送的氧氣與營養，使大腦的功能出現衰退現象，進而引發大腦的記憶力低下、思維能力降低、反應遲鈍或腦部衰退等症狀。

減少飲食使你更長壽

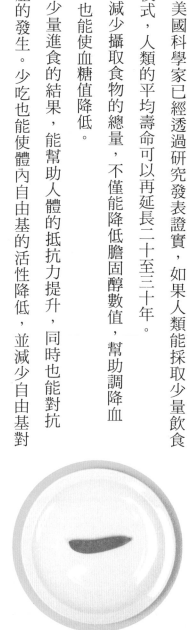

美國科學家已經透過研究發表證實，如果人類能採取少量飲食的模式，人類的平均壽命可以再延長二十至三十年。

減少攝取食物的總量，不僅能降低膽固醇數值，幫助調降血壓，也能使血糖值降低。

少量進食的結果，能幫助人體的抵抗力提升，同時也能對抗炎症的發生。少吃也能使體內自由基的活性降低，並減少自由基對人體的損傷。

少量攝取的飲食生活，更能使大腦保持活絡狀態，減少罹患老年癡呆症。

日本的長壽老人自古便流傳一種長壽飲食祕訣：用餐進食到八分飽時，就放下筷子，然後飲用一杯茶。如此，茶水就能夠發揮飽足感，使人不至於過量進食。

長壽人生的不過飽哲學

◎減少熱量

減少食量的第一步，就是要實施限制多餘的熱量。最好減少動物性脂肪與糖分的攝取，並增加高蛋白質蔬食的攝取。同時，應該減少高膽固醇的食品，盡量增加新鮮蔬果與豆類的攝取量。在食用油方面，改成植物油為主，且每日的攝取量限制在二十公克之內。

◎慢食幫助你控制食量

世界上的長壽人士都有慢食的好習慣，慢食讓你可以更好消化，更好吸收，同時還能控制食量，不會飲食過量。

如果一下子無法適應飲食減量，那麼至少先學習將進食的速度放慢下來。慢食能讓你慢慢消化，因為人體進食後，胃腸消化食物並傳送飽足訊息到大腦，至少需要二十分鐘的時間。如果吃飯速度太快，很容易在胃腸尚未反應飽足訊息前，就已經攝取過量食物了。

如果能將用餐的速度減緩，慢慢食用，細嚼慢嚥，可以讓食物多在口中咀嚼，使唾液充分分泌，便能促進食物更好地被胃腸消化。慢食也能控制食量，讓你充分享用食物，而不暴飲暴食，如此才是長壽人士所充分追求的飲食生活。

◎用餐前喝水或喝湯

如果擔心面對美食的誘惑而無法節制食量，那麼預先在用餐前喝一大杯水，或先喝一碗湯，能有助於調整飲食的攝取量。喝水或喝湯能增加胃腸的飽腹感，讓人不至於過度飢餓。因此，當你面對一整桌美食時，即能節制食欲，進而慢慢減少食量。

預先喝湯，促使胃部的黏膜神經將訊息反射至食欲中樞神經，降低食欲中樞的

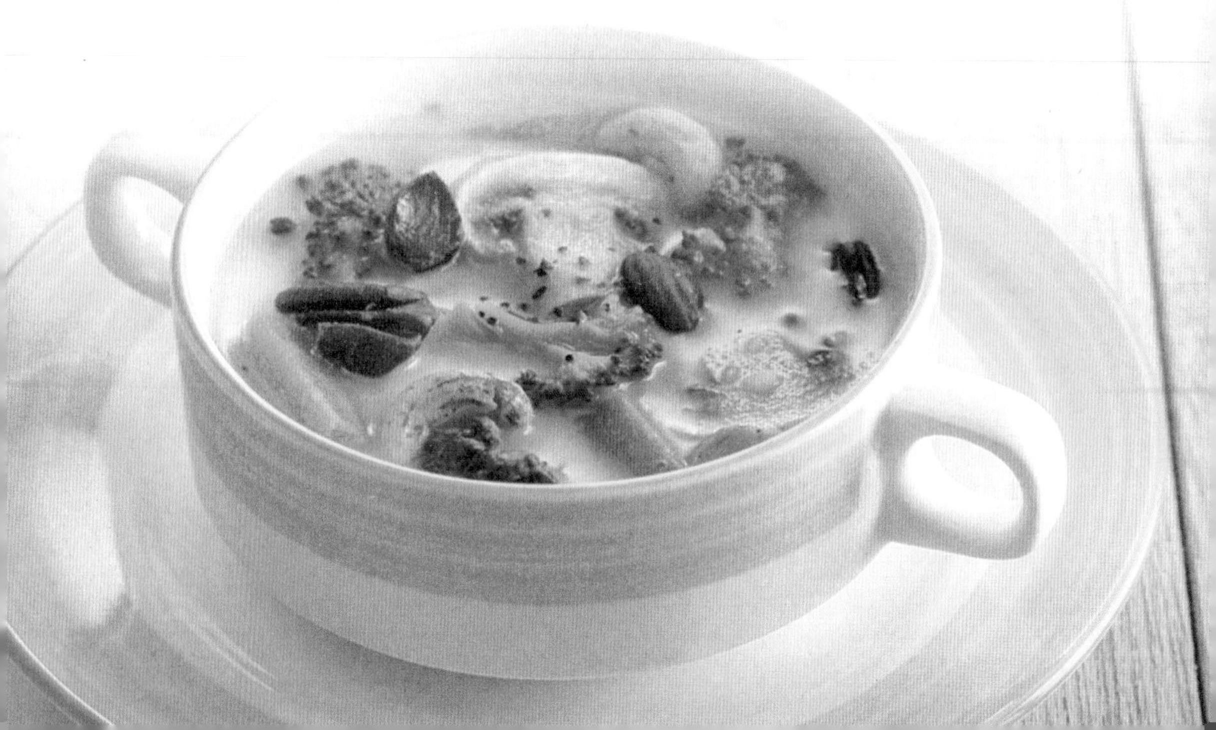

興奮度，由此將使飢餓感降低，攝取的飲食量自然會減少。

◎定時用餐，避免過度飢餓

養成定時用餐的好習慣，也是長壽飲食人生所遵循的不二法則。許多人並不定時用餐，特別是忙碌的人們，往往將用餐排在工作之後，等到忙完了才想到去進食。但人體耐受飢餓的程度有限，一旦飢餓過度，在面對食物時，往往會導致人狼吞虎嚥，暴飲暴食，如此將攝取更多超乎身體能承受的熱量。

將三餐的進食採取固定時間，能使胃腸等消化系統能有節律的進行工作。長壽人士特別推薦用餐定時的好處，將用餐的時間固定下來，不管多忙，行程多滿，都要設法在固定的時間內攝取飲食。而且，不僅應該做到按時用餐，同時也應該遵循在兩餐之間不吃任何垃圾食物，只攝取低熱量的健康食物。

◎少量盛盤或使用小盤子

日本人的精緻飲食文化，最為人稱道的，就是使用各種精緻的碗碟來盛裝少量食物，每一道菜著重視覺的美感與美味的口感，看起來賞心悅目又精巧。其實，這背後也隱藏著節制食量的深厚用意。

當我們使用精巧美麗的盤碟來盛裝食物，視覺首先會先被滿足，瀏覽於滿桌美麗的盛宴風景時，心情會感到愉悅，情緒也會徐緩沉靜，能以一個平穩愉悅的心情來用餐，如此即能避免快速用餐與暴飲暴食。

細膩的碗碟擺盤，可以讓人小口的品嘗食物，品味每一種食物的滋味，讓人細嚼慢嚥，有助於消化，自然也能控制食欲。

如果想要有效率的節制食欲，不妨將少量的食物擺放在漂亮的盤子上，學習日本人的擺盤藝術，將能帶給你更多長壽飲食的哲理。

◎在三餐中加入一至二餐

將一整天攝取的食物熱量進行分配，在三餐之間增加一到二餐，如此就能調節胃腸的飽腹感，避免過度飢餓，這是控制食量，享有長壽人生的絕妙方法。

將早餐吃的雞蛋放在上午十點多食用，在下午三、四點時吃一些天然的零食或水果。

可以選擇的食物內容有：一個蘋果、一根香蕉、一碗草莓、一杯優酪乳、一小把堅果或兩片無糖全麥餅乾。

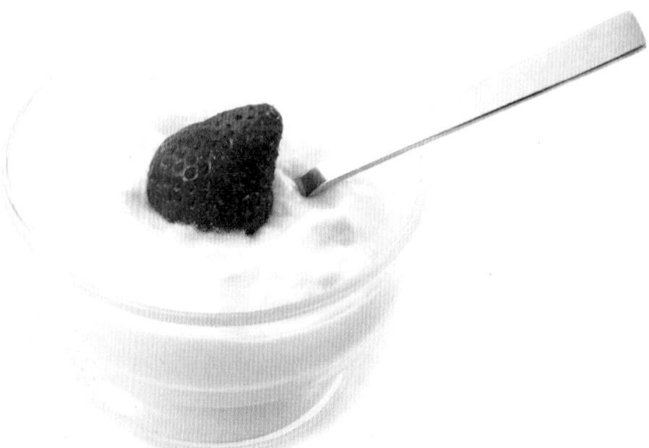

控制脂肪的攝取

許多人認為脂肪就是有害的物質。其實，脂肪是維持人體體溫的重要營養，也是構成人體器官與組織的重要成分。脂肪能夠形成皮下脂肪，用以防止體熱散失，同時脂肪也司掌保護與固定內臟器官，防止碰撞損傷。

想要擁有長壽的健康人生，就必須積極的理解所攝取的脂肪。確切地說，並非所有的脂肪都對於人體有害，所以必須聰明的選擇對於人體有利的脂肪來攝取。

長壽人士應該遠離的脂肪

飽和脂肪酸以及反式脂肪酸是長壽人士應該盡量避免攝取的脂肪類型。

◎飽和脂肪酸——動物性脂肪

飽和脂肪酸一直被認為是長壽人生的天敵，飽和脂肪酸甚至被醫學機構認定是對人體危害最大的一種脂肪。由於飽和脂肪在室溫下會呈現固態，此即意味著若攝入人體時，容易導致膽固醇值升高，經常大量攝取時，甚至會引發動脈硬化症狀。

當人體攝取過多動物性脂肪時，即容易導致肥胖症，並引發心臟病等心血管疾病，嚴重時甚至會引發骨質疏鬆症狀。

飽和脂肪酸普遍存在於各種動物食品中，包括肉類的外皮，以及各種動物性油脂，如奶油、起司、牛油、牛奶與各種肉類脂肪中。要如何規避動物性脂肪酸？現代文明生活的飲食習慣充斥太多看不見的脂肪，導致人體常常攝取過量動物性脂肪。以下的幾種方法，可以幫助你更有效的遠離動物性脂肪，讓你輕鬆、健康的享有長壽生活！

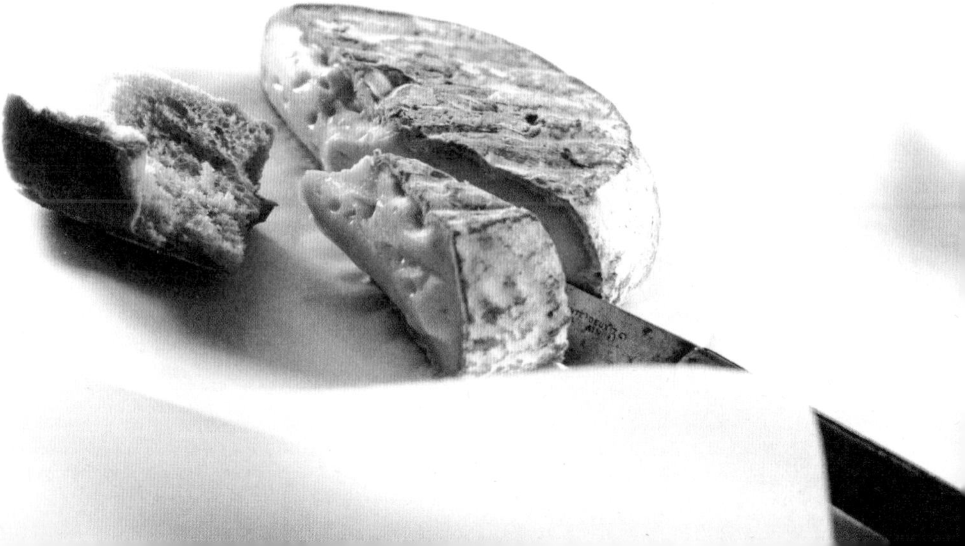

- 避免使用油炸或油煎的方式烹調飲食。
- 盡量少食用起司或奶油。
- 食用沙拉時，避免使用奶油或沙拉醬來調理。盡量運用醋、優酪乳、香草、天然果汁、檸檬汁等天然調味品來替代油脂調味醬。
- 少攝取蛋糕、巧克力、冰淇淋、餅乾、奶油類的甜食、鮮奶油糕點或甜品。
- 盡量使用植物油來烹調食物，少使用豬油；烹調時使用不沾鍋來烹煮，能有效減少油脂用量。
- 塗抹麵包或三明治上的抹醬，將奶油或果醬改成生菜沙拉、堅果類抹醬或蔬菜含量高的抹醬。
- 每天至少有一餐使用全蔬果烹調，或運用新鮮水果沙拉、優酪乳，來取代各種高脂肪與高熱量的主食。

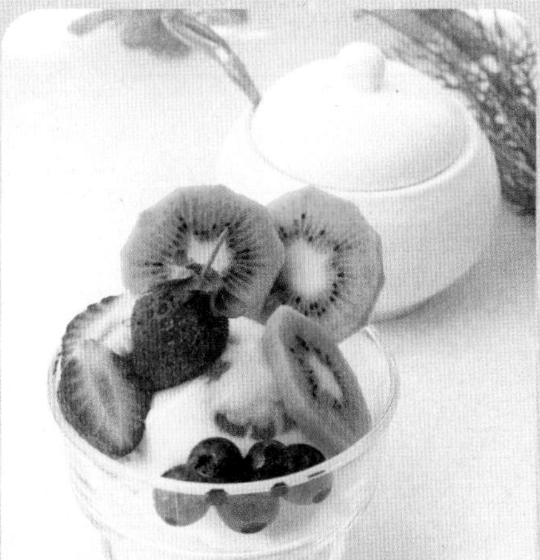

◎反式脂肪酸——氫化油脂

這是一種人造的植物油脂，透過複雜的加工過程，將液態的油脂轉化為固態或半固體的狀態，在加工的過程中產生了一種反式脂肪酸的物質。

反式脂肪酸無法被人體所消化吸收，最終它會在人體的動脈中形成脂肪堆積，同時也會導致人體的新陳代謝作用失調。反式脂肪酸比動物性脂肪酸更容易導致膽固醇的升高，並引發人體的肥胖、糖尿病與心臟病。

要如何規避反式脂肪酸呢？盡量避免攝取以下各種食品，就能幫助你遠離反式脂肪酸的威脅！

反式脂肪酸大多存在於各種人造加工食品中，如油炸洋芋片、罐頭湯、罐頭食品、人造奶油、植物油、餅乾、脆餅、冷凍食品、各種奶油點心、炸薯條、油炸食品及各種加工合成食品等。

長壽人士建議攝取的脂肪類型

脂肪依然是維持人體正常運作的不可長壽飲食的重要營養，長壽的飲食計畫建議你多攝取優質脂肪。什麼是優質脂肪呢？就是一般所稱的單元不飽和脂肪酸。

單元不飽和脂肪酸是一種對於長壽健康極為有利的一種脂肪，這種脂肪酸可降低體內的膽固醇含量，能有效保護心臟與血管，還能積極的抑制小腸吸收動物性食品中的膽固醇，發揮保護人體血管健康的效果。

亞麻油酸也是一種優質的不飽和脂肪酸。次亞麻油酸能幫助合成體內的激素，發揮穩定血壓與血糖值的功效，也能積極的預防血栓的發生。值得留意的是，高血糖值的人不容易製造次亞麻酸，因此必須從食物中來攝取。含有次亞麻油酸的食物有橄欖油、葵花籽油、藍莓等。

各種堅果中含有各種優質脂肪，如花生、芝麻、核桃、花生、大豆、葵花籽、杏仁等堅果，含有必需脂肪酸，堅果中的脂肪酸屬於不飽和脂肪酸，不含膽固醇，這就是一種優質的脂肪，能很好的被人體消化吸收。

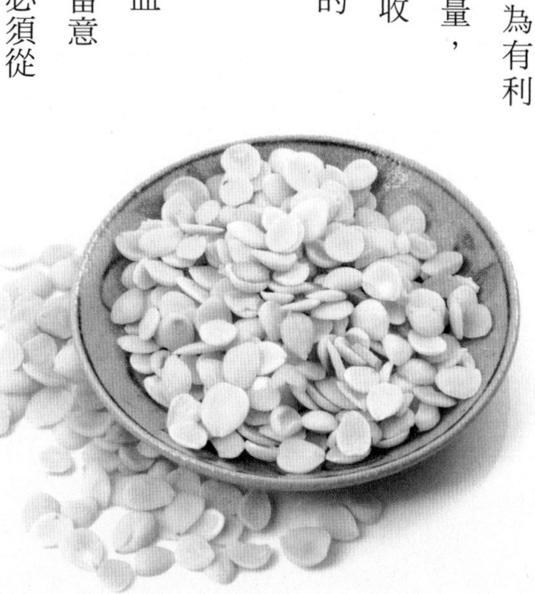

遠離甜食

遠離甜食是享有長壽人生的不二法門。甜食是扼殺健康的天敵，首先，甜食會增加人體的脂肪含量，多餘的脂肪便會囤積在皮下組織，使人體身形發胖。

甜食中的糖分也會破壞皮膚與骨骼中的膠原蛋白物質，當膠原蛋白受到破壞時，人體容易皮膚下垂，並產生皺紋。大量食用甜食的人，比不吃甜食的人要提早衰老。

睜大眼睛認清糖分的威脅

在我們的生活周遭，糖分以各種形式存在我們周圍，加工食品、各種飲料、冰淇淋、果醬及各種罐頭水果與餅乾糖果，無一不含有各種各樣的糖分。

由於隱形的糖分不容易被人發覺，人們經常在不知不覺中便攝取了過量的糖分，糖分的增加，會促使人體內胰島素的合成需求升高，最終會導致糖尿病發生，甚至成為人類的死亡成因。

過量攝取糖分，也會導致人體引發高血壓、膽固醇過高、肥胖症、憂鬱症、心臟病及老年癡呆症。值得注意的是，糖分攝取越多，人體的衰老速度也會越快。

食品加工業者經常沒有在食品標籤上面標示糖的成分，然而，糖分卻以各式各

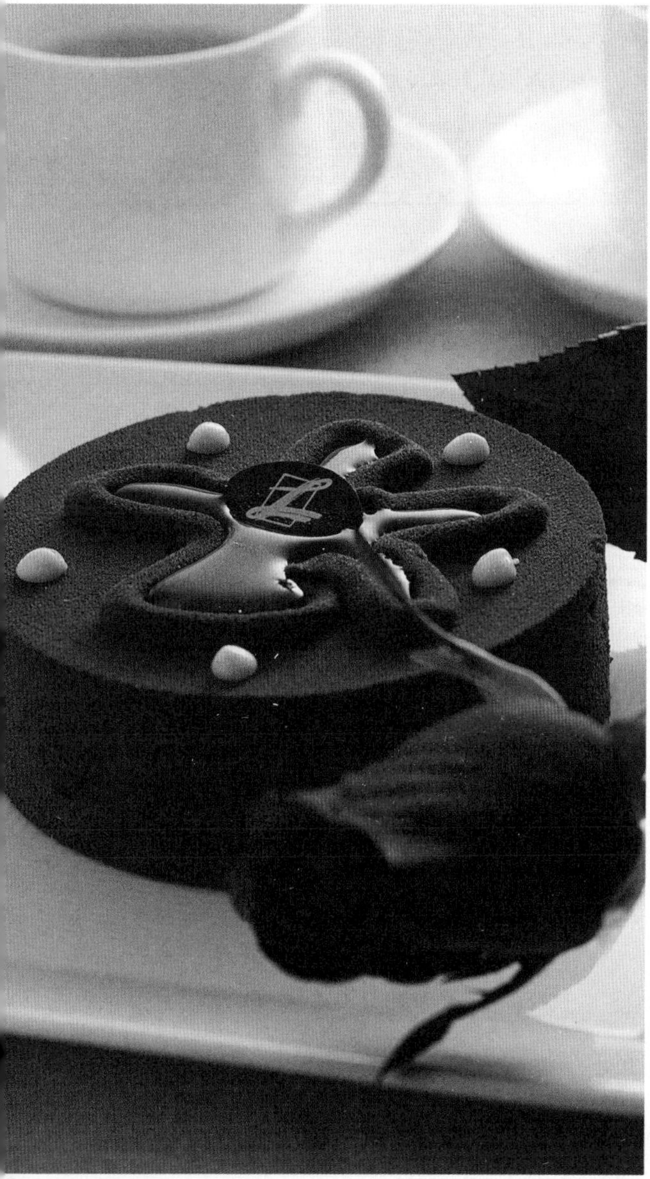

樣的形式添加到食物中。請仔細看一下飲食的包裝，糖分正以各種形式存在，若想要擁有長壽生活，就必須學會辨識生活周遭的糖分，這是相當重要的課題。

以下的名詞，代表著豐富糖分的來源：

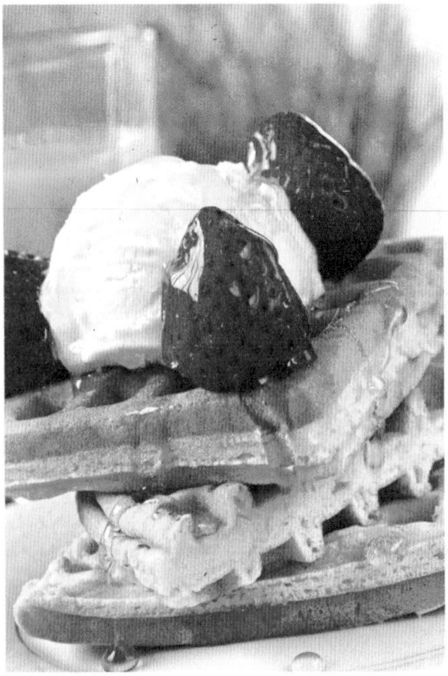

果糖、甘蔗汁、大麥芽、玉米糖漿、糖蜜、蜂蜜、麥芽糖、葡萄糖、果汁、焦糖、乳糖、麥芽糖漿、右旋糖、蔗糖、白葡萄汁、濃縮果汁、葡聚糖、飴糖。

你完全可以透過仔細閱讀標籤的成分，來幫助自己遠離糖分的威脅。

附錄

青春不老的健康生活

修復能量的長壽睡眠法

睡眠被認為是邁向長壽的關鍵因素，人或許可以連續幾天不進食，卻無法數天不睡眠。

中國傳統中醫理論便提到睡眠就是養命的道理，認為睡眠對於長壽具有至關重大的影響力。當人體能夠保持正常與高質量的睡眠，將比吃得多或吃得好，更容易達到長壽的目標。

睡得好為什麼可以長壽？

◎修復內臟器官與組織細胞

睡眠是人體恢復元氣，修復內臟器官與各組織細胞的重要時機。

當人體在睡眠狀態時，人體各器官也在進行各種修復的工程。這時人體的體溫會下降，氣與血流循環的速度也會趨於緩慢，人體的新陳代謝作用也會變得緩和。

這時就能讓人體的精氣獲得休息，讓五臟器官獲得修復，如此白天損耗的元氣也能獲得補充平衡。

人體在夜間睡眠時會產生一種激素，能幫助修護一天的疲勞，使受損細胞獲得修復。透過生長激素的幫助，人體的細胞與內臟器官才能恢復正常的運作。

◎保護大腦細胞

睡眠也能及時修復大腦功能。睡眠不足時，大腦會呈現缺氧狀態，容易引發煩躁、激動或精神委靡。睡眠長期不足者，容易出現記憶力減退，或導致注意力渙散，工作與生活參與意願降低，長期則會導致幻覺產生。

大腦所需要的氧氣是人體整體的五分之一，充足的睡眠則能提供大腦細胞充足的氧氣。由於人體在睡眠狀態時，耗氧量會降低，如此才能幫助更多的氧氣在腦部進行貯存。所以，充足的氧氣能使大腦功能獲得修復，有助於提高腦力。

◎增強人體免疫力

睡眠可說是一種身體自我治療的方式，也是增強人體免疫力的重要時刻。當人體進入睡眠狀態時，體內的兩種淋巴細胞數量會明顯增加。人體也將產生一種稱為胞壁酸的睡眠因子，胞壁酸會使白血球的數目增加，使巨噬細胞更為活躍。由此能增強肝臟的解毒功能，幫助消滅各種侵入的細菌和病毒。透過深沉的睡眠，人體內在的防禦機體組織會進行修復與再生，如此則能增強人體產生抗體的能力，也有助於增強人體的抵抗力。

如何聰明睡眠享長壽？

◎每天睡足八小時

你已經了解到睡眠不足的遺害了，那麼從現在開始，養成早睡早起的習慣，至少夜間在十一點半要上床入睡。至少睡足八小時，早上也養成定時起床的習慣，這樣保持規律的生活作息，能使精神狀態更好。

◎切忌白天補眠

很多人以為晚上睡不好或熬夜後，只要在白天進行補眠即可。晚上的休息時間得不到休息，已經對身體造成了嚴重的侵害，這種影響絕非白天睡眠可以補充回來的。所以，長期晚間無法入睡的人，即使白天補充睡眠，也無法彌補夜間生理失調的現象。

◎睡眠時要將房間的燈光調暗

人體只有在黑暗中才會產生抵抗疾病的褪黑激素，睡眠不足時，或夜晚打開燈光入睡，都會減少褪黑激素的分泌量，還會導致雌激素的分泌增加。當雌激素的分泌開始增高時，會使人體容易罹患乳腺癌。夜晚開燈睡覺的女性，罹患乳癌的機率要比關燈睡眠的女性更高，即使在床頭開一盞夜燈，也會抑制褪黑激素的釋放。因此，睡眠時間最好將房間所有的燈光全部關掉，保持黑暗狀態，才能對睡眠健康有助益。

◎腳底按摩法

睡不著時，可按壓足部的腳拇指。此部位正好是影響荷爾蒙分泌的腦下垂體的反射區，若適當按摩大拇指，能紓緩大腦的緊張，有助於舒放神經，持續按壓五分鐘，就能有效改善睡眠品質。

遠離香菸的危害

吸菸者罹患肺癌的比例是百分之九十，罹患咽喉癌的發病率則高達六倍。吸菸者罹患心血管疾病的發病率為不吸菸者的三至五倍。

吸菸的人們也會對於周圍家庭成員造成身體與精神上的危害，生長在有吸菸者家庭的孩童，更容易罹患氣喘、中耳炎與厭食症。那麼，長壽人士是如何遠離菸害的呢？

補充硒營養

經常抽菸會導致血液中的硒元素大量流失。硒是保護人體免受癌細胞侵襲的重要營養素，因此重度吸菸者應該在日常飲食中，有計畫的補充硒營養素，如此才能保護人體免受癌症的危害。含有充足硒元素的食物有芝麻、五穀雜糧、小麥、玉米、白木耳、香菇、蘑菇、豆類、海藻類等食物。

補充維生素群

由於香菸中的各種有害物質容易大量耗損體內的維生素群與抗氧化物，因此，多補充維生素群就成為吸菸人士在飲食保養中的重要課題。

建議多補充含有維生素C、維生素E與胡蘿蔔素的食物，這些營養素都是很好的抗氧化物，能防止香菸化合物對於身體的侵害，有效保護身體，防止老化發生。其中，充足的維生素C不僅能避免氧化作用發生，還能有效抑制人體的抽菸衝動。

建議多攝取白菜、水梨、小黃瓜、紅棗、胡蘿蔔、番茄、豆芽、黑木耳、蜂蜜、枇杷等食物。

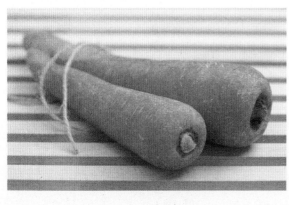

茶飲是健康飲料

對於重度吸菸的人來說，要馬上戒除菸癮不是件容易的事。多喝茶則能有助於改善香菸毒素對於身體的侵害。

由於茶飲中含有茶多酚、維生素C與咖啡鹼等營養物質，能有效分解香菸中的有毒物質；茶又具有優越的利尿作用，能幫助將有毒物質排出體外，減少毒物在體內的停留時間。

綠茶、烏龍茶、菊花茶與茉莉花茶都是適合重度吸菸者的選擇，綠茶中的兒茶素還能有效清除體內的尼古丁物質。

多攝取鹼性食物

重度吸菸者應該多補充鹼性食物，當人體血液呈現鹼性時，將能減少對於香菸中尼古丁物質的吸收。經常抽菸者，若一時無法馬上戒除菸癮，那麼在實施戒菸的

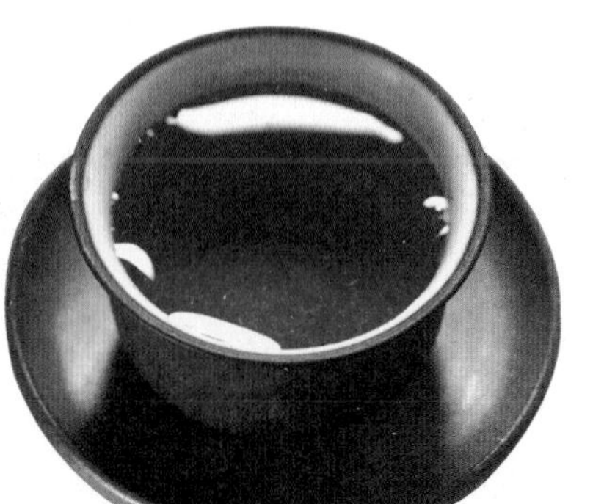

過渡期間，應該多攝取蔬菜、水果、五穀雜糧與豆類等鹼性食物，來幫助降低尼古丁的吸收率。

蔬菜汁

重度吸菸者也應該多飲用新鮮蔬菜汁。蔬菜汁是一種有效的排毒飲食，新鮮蔬果汁中含有多種活性物質，能活絡血液，也能清潔人體。經常飲用新鮮蔬果汁，能將堆積在細胞內的香菸毒素溶解，有助於淨化內臟器官，達到平衡與強健體質的作用。

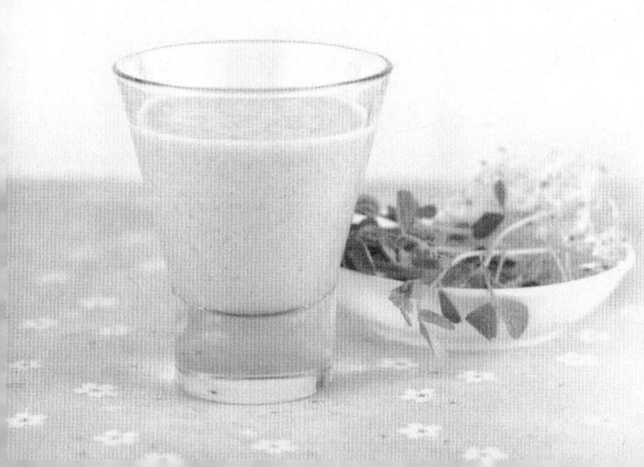

邁向長壽人生的運動

養成運動習慣，就能發現運動的美好，如果有一天無法運動，反而會感到渾身不自在。

運動能使你更有活力，保持青春的彈性狀態，還能延長你的生命力，預防各種慢性疾病的威脅。

你還在等什麼呢？趕緊為自己制定一個縝密的運動計畫，從現在開始，帶著你的慢跑鞋，擁抱長壽健康的生活吧！

運動為什麼可以使人長壽？

運動究竟可以帶給人哪些好處呢？運動對於人體的助益不僅是全面性，也是內外兼顧的。運動能提升大腦功能，也能改善情緒狀態；運動還能幫助遠離憂傷與煩惱，讓你擁抱快樂的生活品質。

◎促進新陳代謝

適當的運動可以促進全身血液循環加速，使全身細胞獲得代謝與新生，能改善膚質，使人常保活力的肌膚狀態。運動還可以幫助促進腸道蠕動，使便祕舒緩，有利於促進排便，避免毒素在腸道中堆積。

◎排毒代謝

人體經常透過日常飲食或生活環境中攝取各種毒素，這些毒素堆積在體內，必須經過良好的代謝作用排出體外。排汗則是代謝毒素的一種重要管道，運動能幫助大量排汗，使堆積在體內的金屬有害物質隨著汗液排出

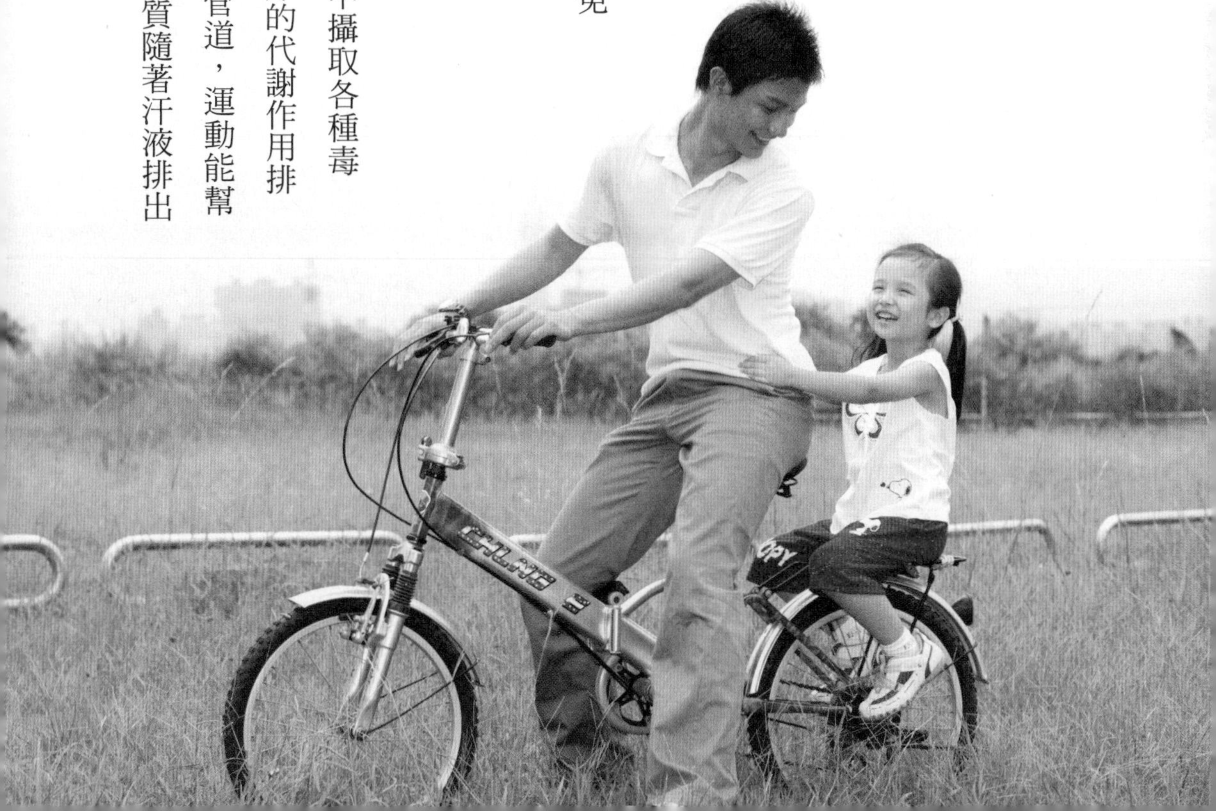

體外，由此就能減少致病的機會。

◎增強心臟的機能

經常固定進行運動鍛鍊的人，比不運動的人，更不容易罹患心臟性疾病。持續性的運動鍛鍊能夠增強心肌的收縮能力，並改善心肌的供氧能力，由此能減低罹患心臟病的機率。

此外，運動也能防止膽固醇在血管中堆積，有助於擴展動脈血管，防止動脈硬化症狀的發生。

◎提高人體免疫力

當人體進行快跑運動時，採取每分鐘跑一百五十公尺的速度，持續跑三十分鐘時，將發現人體內部的免疫細胞數值與淋巴細胞的轉換率都有顯著的增長。足見運動對於增強人體免疫能力，具有卓越的貢獻。

◎鍛鍊大腦功能

持續的運動鍛鍊能防止大腦老化，因為肢體的運動鍛鍊能使大腦獲得興奮刺激，透過鍛鍊，就能提高大腦的效率，增強大腦掌管記憶的神經細胞生長，由此而有助於提升腦部記憶力。

保持固定的運動鍛鍊，能保持人體的思維能力、記憶力與認知能力，避免思維意識的老化衰退。

◎增強骨質密度

人體的骨骼每年大約以百分之一的速度進行流失，當流失量到達某一程度時，人體就很容易出現骨質脆裂現象，進而導致骨折發生的風險。

運動卻能夠增強骨骼的密度，防止骨質流失。持續性的運動能為骨骼施加壓力，才能使得骨骼繼續生長，減少骨質流失。運動還能增加身體對於鈣質的吸收效率。趁年輕越早運動，也就越能掌握骨骼的健康堅固。

◎保持正常體重

運動是保持人體維持正常體重的健康方法。當體重過重時，容易引發各種慢性疾病，也容易導致身體各器官提早衰老。持續性的有氧運動鍛鍊，能提高人體的新陳代謝能力，幫助消化代謝脂肪，有利於消除贅肉，並幫助減重。

◎增強血糖耐受度

人邁入中年後，約有三分之一的人會面臨血糖耐受度下降的風險，這是對血糖的承受度減低所致。而適當的運動除了可強壯肌肉、健全心肺血管外，也可增強體內胰島素的功能，使血液中的葡萄糖代謝正常。

人體中，骨骼、肌肉是對胰島素較敏感的組織之一，據專家的研究實驗證實，正常但活動量少的人，在接受口服葡萄糖耐受度測試後，血糖、血中胰島素濃度，都比高活動量的人高，這充分顯示了生活中活動量的高低，與血中葡萄糖代謝有著強烈的相關性。所以，適當且持續性的運動，絕對能強化血糖耐受度，讓人享受更健康的生活。

◎治療憂鬱

運動能夠改善焦慮，使人遠離憂鬱。因為人體在持續進行鍛鍊時，身體內部會釋放出內啡肽與血清素兩種化學激素物質。

內啡肽是一種天然的止痛激素，大腦中的內啡肽含量過低時，人體會感覺憂鬱沮喪，甚至出現焦慮症狀。若人體透過運動，能產生較多的內啡肽物質，就能增加愉快舒適的感覺，進而有助於舒緩焦慮與不適疼痛感。

血清素也是一種對於人體情緒有益的激素，當人體內的血清素數值過低時，人體很容易出現暴怒，並經常感覺壓力龐大。運動產生的血清素，會使人鎮靜與平和，具有卓越的安定作用。

如果你運動的時間夠長，運動的強度越大，那麼所釋放出來的激素也會越多，將帶給你興奮與愉悅的感受，自然憂鬱也就不藥而癒了。

長壽人士的運動建議方案

世界上的長壽老人都是運動愛好者。透過運動能舒緩身心的壓力，提升人體血液循環。然而應該如何聰明進行運動鍛鍊呢?現在,讓我們向世界各國的長壽人士請益學習,透過他們的經驗談,來學習長壽運動的鍛鍊經。

- 快走是一種溫和、簡便的運動,當人體走路的速度越快時,心臟的跳動速度也就越快,身體燃燒的熱量也會越多。快走這項有氧運動,它能持續在鍛鍊時間內,增強心臟的跳動次數與呼吸的頻率,因此而強健人體的心臟活力,使全身血液循環流暢,還能透過鍛鍊,使小腹肌肉更有力量,對於促進腸道健康更具有幫助。此外,快走也能幫助大量排汗,能清除體內的金屬化學毒物;同時,也能使你一覺好眠,提升睡眠的品質。
- 最好在早晨時段進行運動。由於早晨的空氣較為新鮮,運用此時段運動能提高肺活量,有助於增

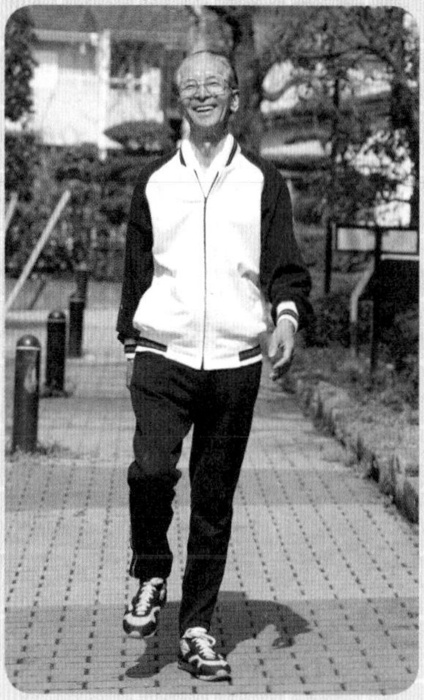

強肌力，對於呼吸系統疾病的患者特別有助益。

- 若希望能強化體力，不妨可選擇在下午時段運動。因為在下午時段裡，人體肌肉的承受能力比其他的時段要高出約百分之五十。
- 夜晚的運動將有助於睡眠，但最好在睡前三至四小時前進行，且運動的強度不宜過大。
- 三餐過後不適合進行任何運動鍛鍊，因為用餐過後，人體內的大多血液會流向胃腸，以幫助胃腸有效消化食物。若在此時進行運動鍛鍊，將妨礙食物在胃腸中的消化，長時間下來，反而容易引發疾病。
- 飲酒過後也不適合馬上運動，因為酒精很快會被消化器官吸收到血液中，並進入腦部、心臟、肝臟等器官中。若在此時運動，將會加重上述內臟器官的負擔。

長壽的萬靈丹——笑

有人說一笑解千愁，笑可以化解許多不愉快的煩惱，也能帶給人和諧快樂的印象。但是，許多人並不知道，經常大笑，也是保持長壽的一大祕訣！

開懷大笑是許多地區長壽老人的養生之道，也是延年益壽的祕訣。笑也是不需要花一毛錢的良藥，所以，為什麼不讓自己時時常露笑容，擁有這被稱為「最有效益的維生素」呢？

根據傳統中醫的理論，認為人必須保持快樂的情緒，心臟的系統才會健全正常。中醫還提出悲傷的情緒會傷肺，憤怒生氣的情緒會傷肝，思慮過多則會傷脾胃。這些負面的情緒往往會傷及五臟六腑，長期瘀積過多情緒，就會累積成疾。而開懷大笑，則是不花錢的最好良藥。

當人們開懷大笑時，會不自覺的進行一個深呼吸，同時促使臉部肌肉與胸腹肌肉抖動，這往往會牽動心臟、橫隔膜、胸部、肺臟、肝臟、腹部等部位，讓這些部位都獲得運動。如此會加快人體的血液流量，並有效提高人體的新陳代謝功能。可以說，笑不僅為全身進行了一場按摩，同時也讓全身進行了一次健康運動。

如果能經常保持開懷的大笑，那麼不僅能充分鍛鍊全身肌肉，還能將不愉快的因子拋出體外。誰說，大笑不是最有效的長壽營養素呢！

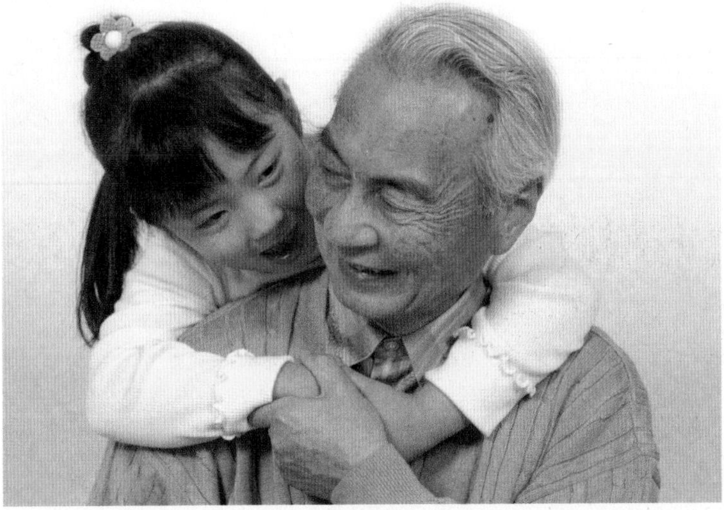

保養腳部，就能保養全身

腳部的保養，是許多長壽老人所注重的養生重點。人體的腳部上佈滿有許多穴道，這些穴道分別對應著人體的各器官內臟。如果能適當的保養腳部，為腳部提供適當的按摩與刺激，將能大大的提升各器官的機能，保證身體的全面性健康。自古就有句古諺說：「雙腳健康，全身就能夠保持健康！」

為什麼說腳部保養是長壽大計？腳部常被稱為是人體的第二心臟，這也就足以解釋，為什麼腳部的保養如此重要了。腳部上面有許多反射區與穴位，若經常按摩與刺激這些腳部上的穴位與反射區，就能使人體的五臟六腑獲得刺激鍛鍊，內臟器官將更具有活力，能促進器官組織正常運作，常保人體健康。

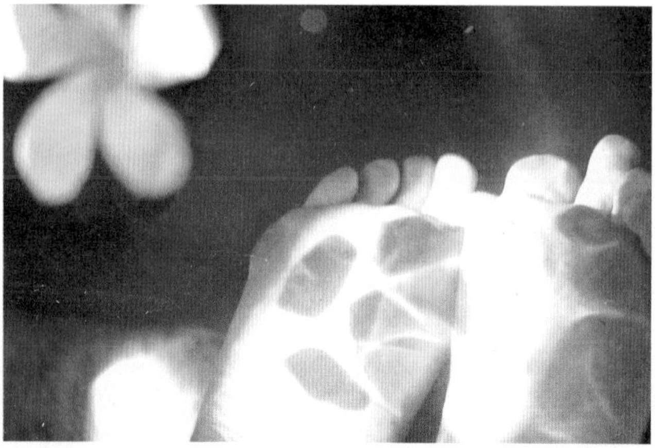

治百病的踮腳運動

當人體進行踮腳運動時，由於下肢會有效增加下肢部位的血液循環，如此就能防止靜脈曲張，還能促進血液循環。並進一步能調整五臟六腑的健康，使內臟器官更具生機活力，並大大的強健心臟功能。

透過踮腳運動，能提高人體的血液循環，對於運動量不高的腦力工作者來說，具有絕佳的舒緩效果，不僅能消除疲勞，還能緩解頭部過重的壓力。

每天養成習慣進行早晚的踮腳運動，能幫助提升人體活力，有利於排毒，長久下來，就能增強人體的免疫力。踮腳運動可說是邁向長壽人生的重要敲門磚！

那麼，要如何進行踮腳運動呢？

首先將雙腿併攏，用力腳尖，讓腳後跟離地約一公分，接著用力著地。反覆踮起與著地，進行三十次，每天重複進行數次。

按摩雙腳

按摩雙腳上的兩個長壽大穴，即能常保人體健康，使人延年益壽。

◎按摩湧泉穴

湧泉穴，位於腳底前三分之一處的穴位，也是人體保養的第一長壽大穴。

湧泉穴主掌人體的腎臟健康，腎臟也是主管發育與生殖的重要器官，按摩時，反覆刺激腳底的湧泉穴，能強壯筋骨，使人精力充沛、耳聰目明，並有利於養腎，使人長壽健康。

如何保養按摩湧泉穴呢？每天晚間睡覺前，雙腿盤腿而坐，使用雙手按摩或按點湧泉穴，使穴位達到痠漲感覺為宜。每天晚間按摩約五十至一百次。

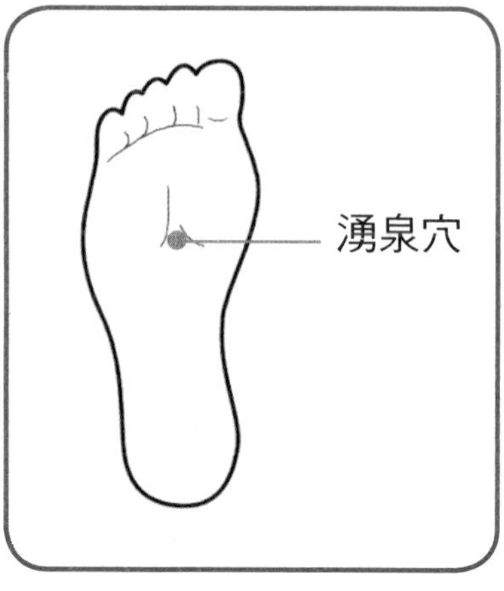

◎按摩足三里穴

另一個人體的長壽大穴是足三里穴，經常按摩此穴位，也能增強人體機能，發揮延年益壽的作用。足三里穴位於外膝眼下約十公分處，若運用掌心蓋住膝蓋骨，五指朝下，中指處便是足三里穴。

足三里穴是主管胃部的穴位，胃部主掌食物的消化、吸收、分解等工作，若胃部能有效進行消化作用，人體的其他內臟器官才能獲得充分的營養。因此，胃部的消化功能是否順暢進行，對於人體健康來說至關重要。如果經常按摩足三里穴，能幫助健胃腸，養脾胃，使食物能更有效的消化吸收，還能增強人體的免疫功能。有利於延緩衰老，還有助於消除疲勞，使人精神煥發，充滿活力。

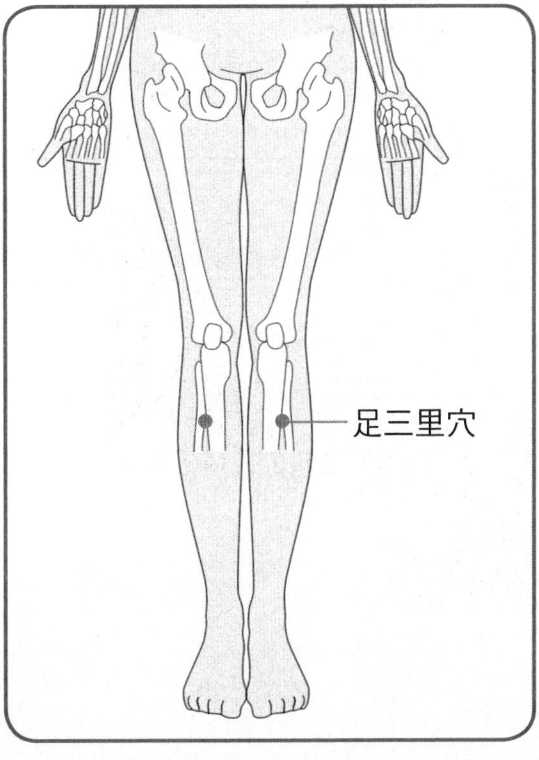

如何保養按摩足三里穴呢？身體坐在椅子上，四指併攏後，按放在小腿外側，

並將拇指指端按放在足三里穴處。進行按壓動作時要有一定力道，以局部感覺有痠脹感為宜。一按一鬆，反覆進行，連續按壓約三十六次，雙腿交替進行即可。

熱水泡腳

經常以熱水浸泡雙腳，熱水會刺激腳部的穴位與各反射區。將促進腳步與全身的血液循環通暢，由此加快全身的新陳代謝作用，能發揮調節全身器官與細胞的絕妙功效。

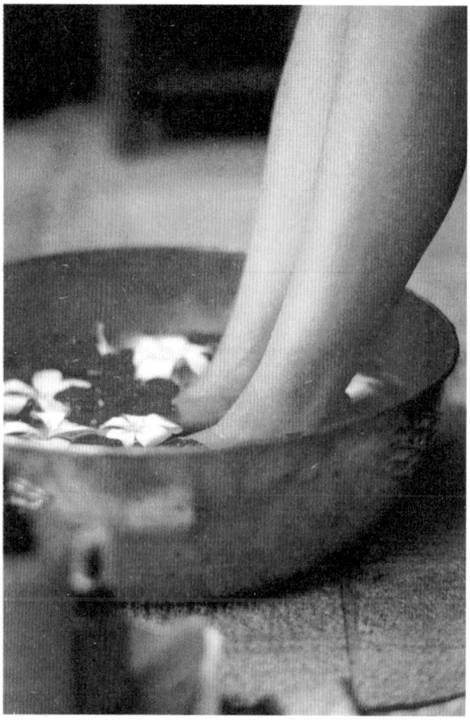

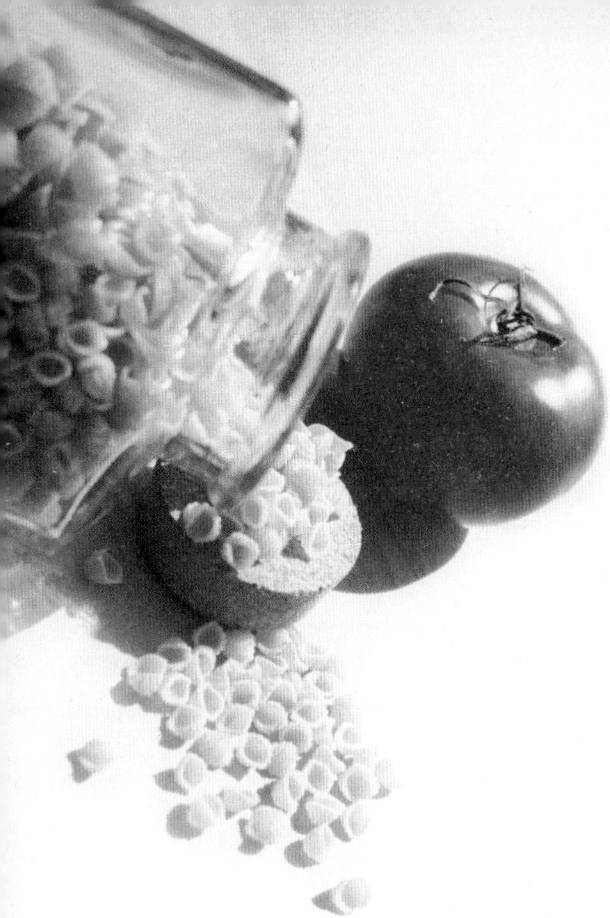

國家圖書館出版品預行編目資料

健康活到100歲，就該這樣吃 / 養沛編輯部
著. -- 初版. -- 新北市板橋區：
養沛文化館, 2016.9
面；公分. --（養身健康觀；11）
ISBN 978-986-5665-36-4（平裝）
1.健康飲食 2.長生法

411.3 105016303

【養身健康觀】11

健康活到100歲，就該這樣吃【暢銷新裝版】

作　者／養沛編輯部
發 行 人／詹慶和
總 編 輯／蔡麗玲
執行編輯／李宛真
編　輯／蔡毓玲．劉蕙寧．陳姿伶．黃璟安．李佳穎
封面美編／陳麗娜
內文編排／李宜芝
美術編輯／周盈汝．韓欣恬
出 版 者／養沛文化館
郵政劃撥帳號／18225950
戶　名／雅書堂文化事業有限公司
地　址／新北市板橋區板新路206號3樓
電子信箱／elegant.books@msa.hinet.net
電　話／(02)8952-4078
傳　真／(02)8952-4084

2016年09月二版一刷　定價 280 元

總 經 銷／朝日文化事業有限公司
進退貨地址／新北市中和區橋安街15巷1號7樓
電　話／（02）2249-7714
傳　真／（02）2249-8715

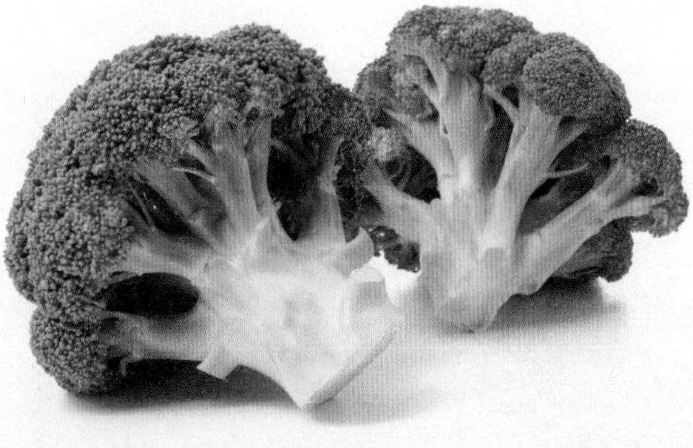

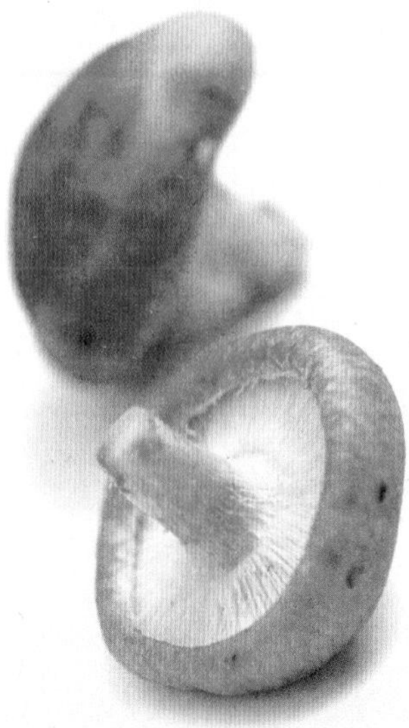